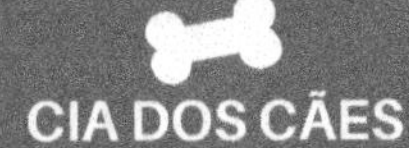

"CÃES FELIZES, LARES AINDA MAIS FELIZES:

UM GUIA COMPLETO PARA A CRIAÇÃO CONSCIENTE"

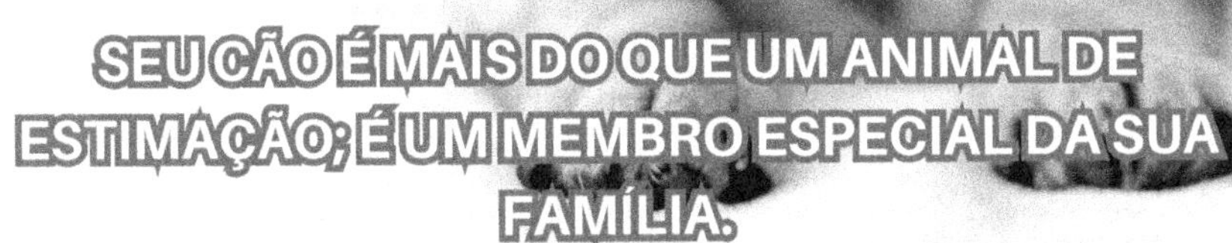

Capítulo 1: Introdução

Bem-vindo ao emocionante universo da criação de cães, onde cada rabo abanando, latido alegre e expressão curiosa fazem parte de uma jornada única e recompensadora. Eu sou Robert, e estou empolgado em compartilhar com você este guia dedicado à arte de criar cães, intitulado "Cães Felizes, Lares Ainda Mais Felizes: Um Guia Completo para a Criação Consciente".

Uma Jornada de Amor Canino

Se você já teve a alegria de compartilhar seu espaço com um amigo peludo, sabe como essa relação é especial. Cães não são apenas animais de estimação; são membros queridos da família, capazes de trazer uma alegria inigualável às nossas vidas. Este guia nasce da paixão por esses seres adoráveis e da vontade de ajudar você a proporcionar a melhor vida possível ao seu companheiro canino.

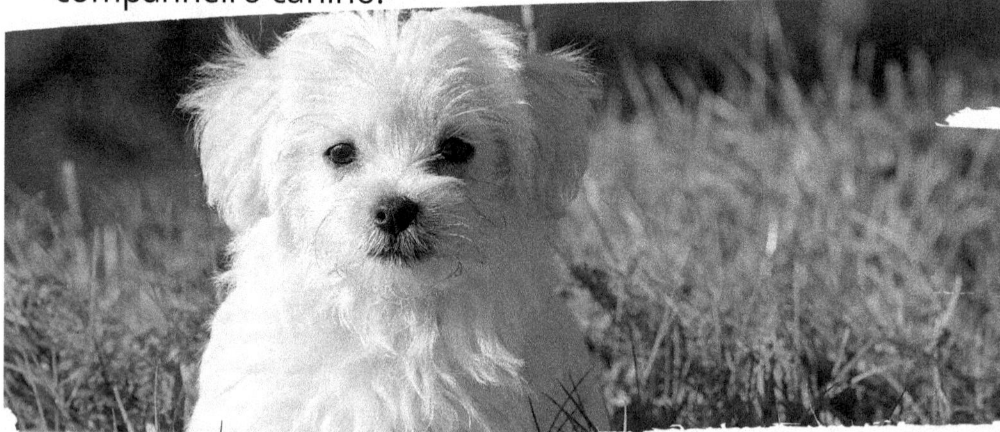

Sobre o Autor

Antes de mergulharmos nos detalhes, permita-me apresentar um pouco sobre mim. Sou um amante de cães desde a infância, compartilhando minha vida com diferentes raças ao longo dos anos. Cada cauda abanando, cada olhar leal e cada travessura encheu minha vida de significado. Minha experiência prática e aprendizados pessoais moldaram este guia, tornando-o um recurso valioso para todos que desejam entender, cuidar e amar seus cães de maneira mais profunda.

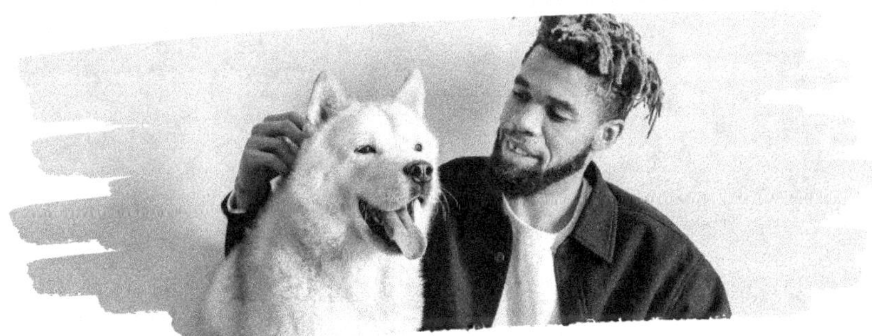

Objetivo do Guia

O propósito deste guia é ser seu companheiro confiável na jornada de criação de cães, desde os primeiros dias de escolha da raça até os cuidados específicos com cães idosos. Se você é um novato nesse mundo encantador ou já tem experiência, encontrará aqui informações práticas e conselhos úteis para aprimorar a convivência com seu cão.

O que Você Pode Esperar?

Nos próximos capítulos, abordaremos uma ampla gama de tópicos, desde a escolha da raça até os cuidados de saúde, treinamento, exercícios e muito mais. Vamos explorar não apenas os aspectos práticos, mas também o emocional, porque a criação consciente de cães envolve compreender e atender às necessidades físicas e emocionais do seu fiel amigo.

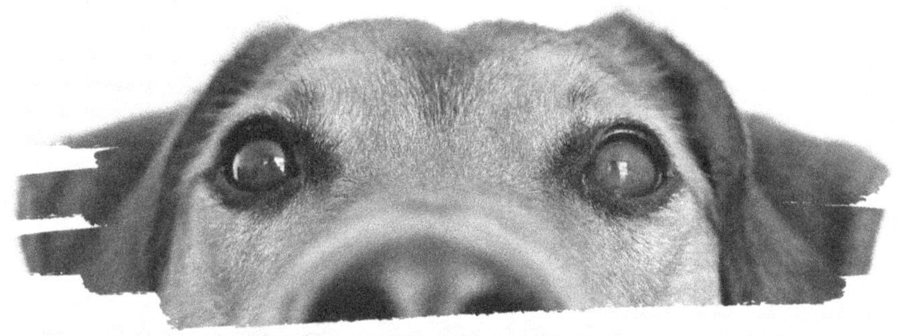

Exemplo Real: Uma História de Transformação

Para ilustrar como a criação consciente pode impactar vidas, quero compartilhar uma história inspiradora. Conheci uma família que adotou um cão resgatado de um abrigo. No início, o cãozinho, chamado Toby, estava assustado e inseguro. Com amor, paciência e treinamento, Toby se transformou em um cão confiante, cheio de alegria. Essa jornada não apenas mudou a vida de Toby, mas também trouxe uma nova luz à casa da família.

Próximos Passos

Antes de nos aprofundarmos nos aspectos práticos da criação de cães, quero incentivá-lo a abrir seu coração para essa incrível jornada que está prestes a começar. Este guia é mais do que um manual; é um convite para criar uma vida de felicidade compartilhada com seu cão.

Ao longo dos próximos capítulos, exploraremos juntos como proporcionar um ambiente saudável, estimulante e amoroso para seu cão. Prepare-se para descobrir segredos do treinamento eficaz, dicas de alimentação, cuidados de saúde essenciais e, acima de tudo, como fortalecer o vínculo especial que você compartilha com seu fiel companheiro.

Estamos prestes a embarcar em uma jornada de aprendizado, amor e compreensão. Então, pegue a coleira, ajuste a tigela de água e venha comigo nessa incrível aventura da criação de cães, onde cada página é um passo em direção a um lar ainda mais feliz.

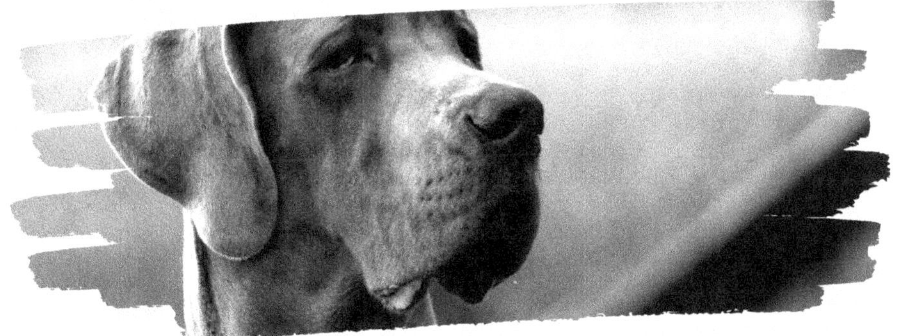

Capítulo 2: Escolha da Raça

Ao decidir abrir as portas do seu lar para um novo companheiro canino, a escolha da raça desempenha um papel crucial. Cada raça possui características únicas, desde o temperamento até as necessidades de cuidados específicos. Neste capítulo, exploraremos o emocionante processo de escolher a raça que se alinha perfeitamente ao seu estilo de vida.

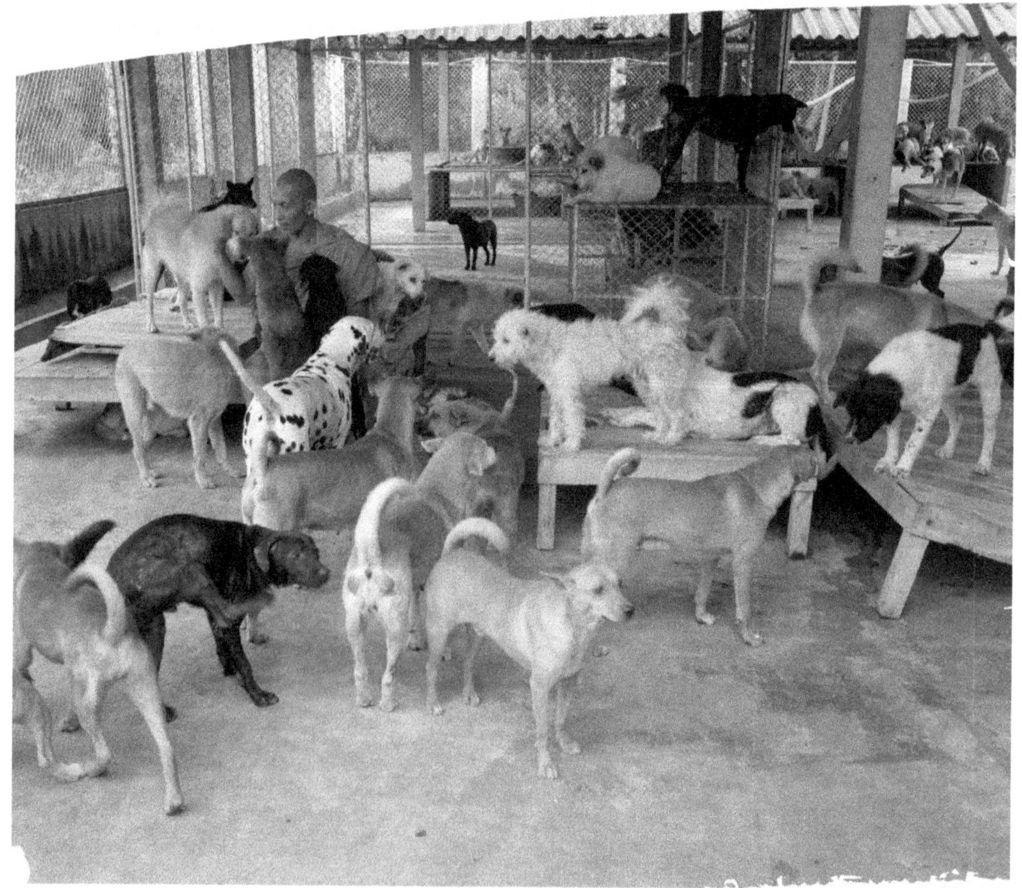

Conheça a Si Mesmo e Suas Expectativas

Antes de mergulharmos nas características das raças, reserve um momento para refletir sobre seu próprio estilo de vida. Considere o espaço disponível em sua casa, sua atividade física diária, o tempo que pode dedicar ao treinamento e os desejos específicos que tem para um companheiro canino. Compreender suas próprias expectativas é o primeiro passo para tomar uma decisão informada.

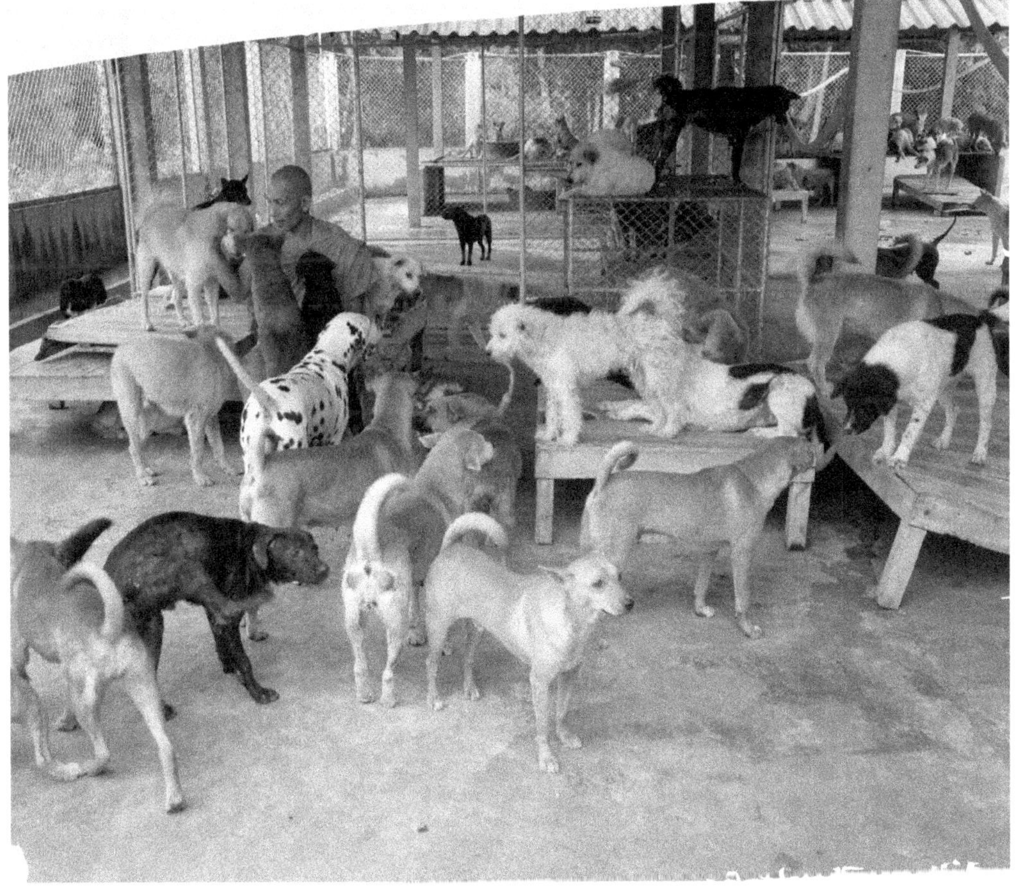

Raças e Suas Personalidades Únicas

Cada raça carrega consigo uma personalidade distinta. Por exemplo, se você busca um companheiro enérgico para atividades ao ar livre, raças como Labrador Retriever, Border Collie ou Golden Retriever podem ser ótimas escolhas. Se procura um cão mais calmo e adaptável a espaços menores, o Bulldog Inglês ou o Shih Tzu podem ser alternativas encantadoras.

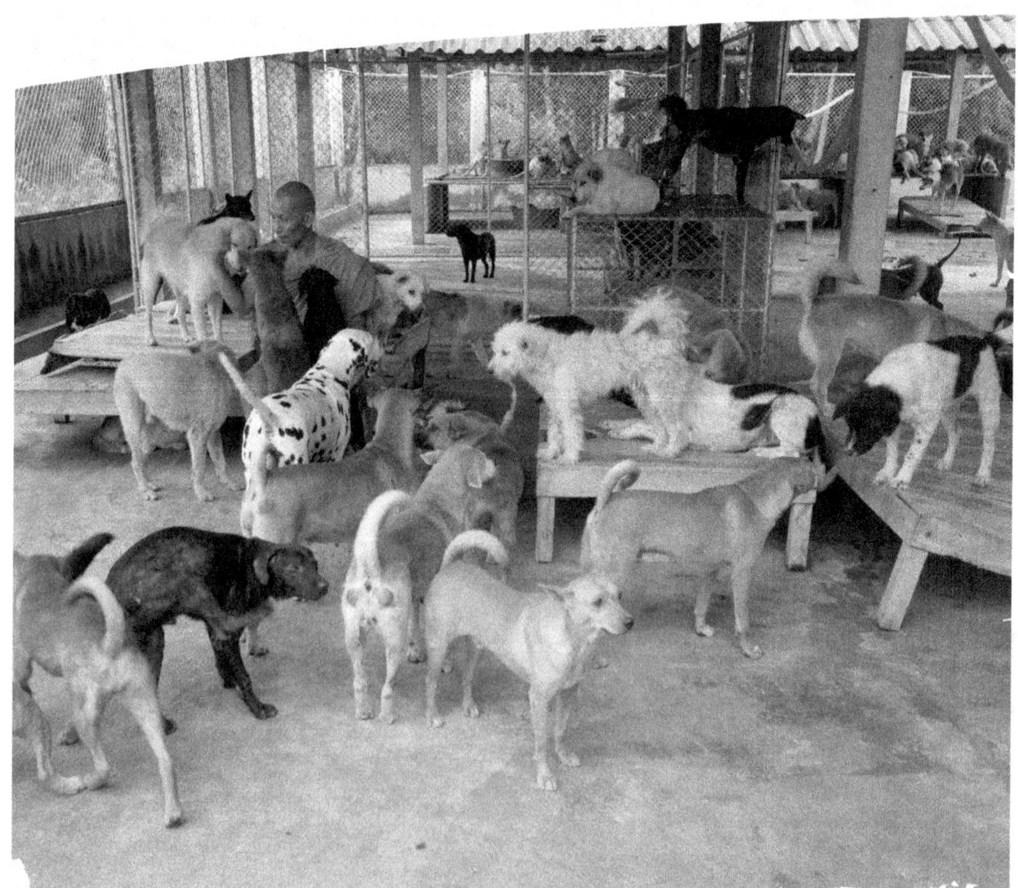

Exemplo Real: A Escolha Consciente de Raça

Vamos considerar o caso de Joana, uma profissional ocupada que mora em um apartamento na cidade. Depois de pesquisar diferentes raças, ela optou por um Dachshund, conhecido por seu tamanho compacto e personalidade afetuosa. Essa escolha consciente permitiu que Joana e seu Dachshund desfrutassem de uma convivência harmoniosa, adaptada ao seu estilo de vida.

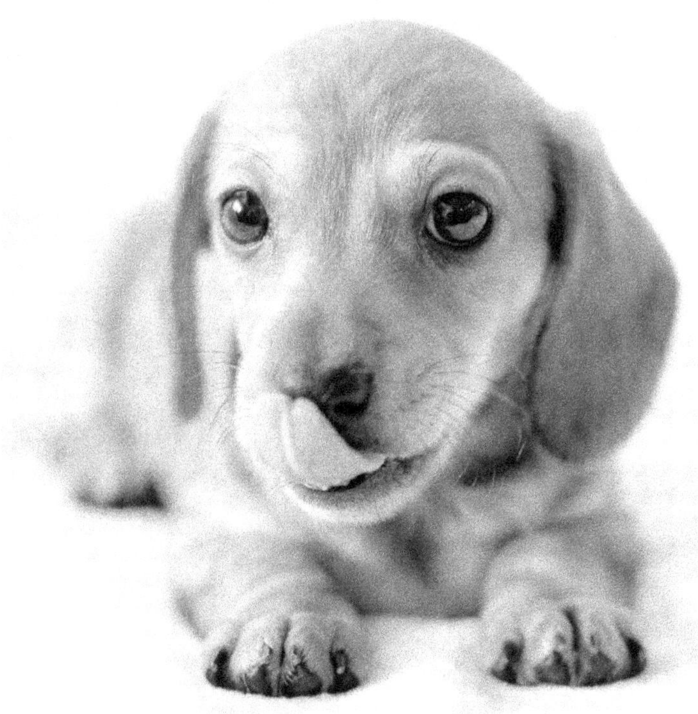

Avaliando Necessidades de Exercício e Treinamento

Outro aspecto crucial é entender as necessidades de exercício e treinamento da raça escolhida. Algumas raças exigem atividade física intensa diariamente, enquanto outras são mais adaptáveis a ambientes mais tranquilos. Considere seu próprio nível de atividade e comprometimento com o treinamento ao selecionar uma raça.

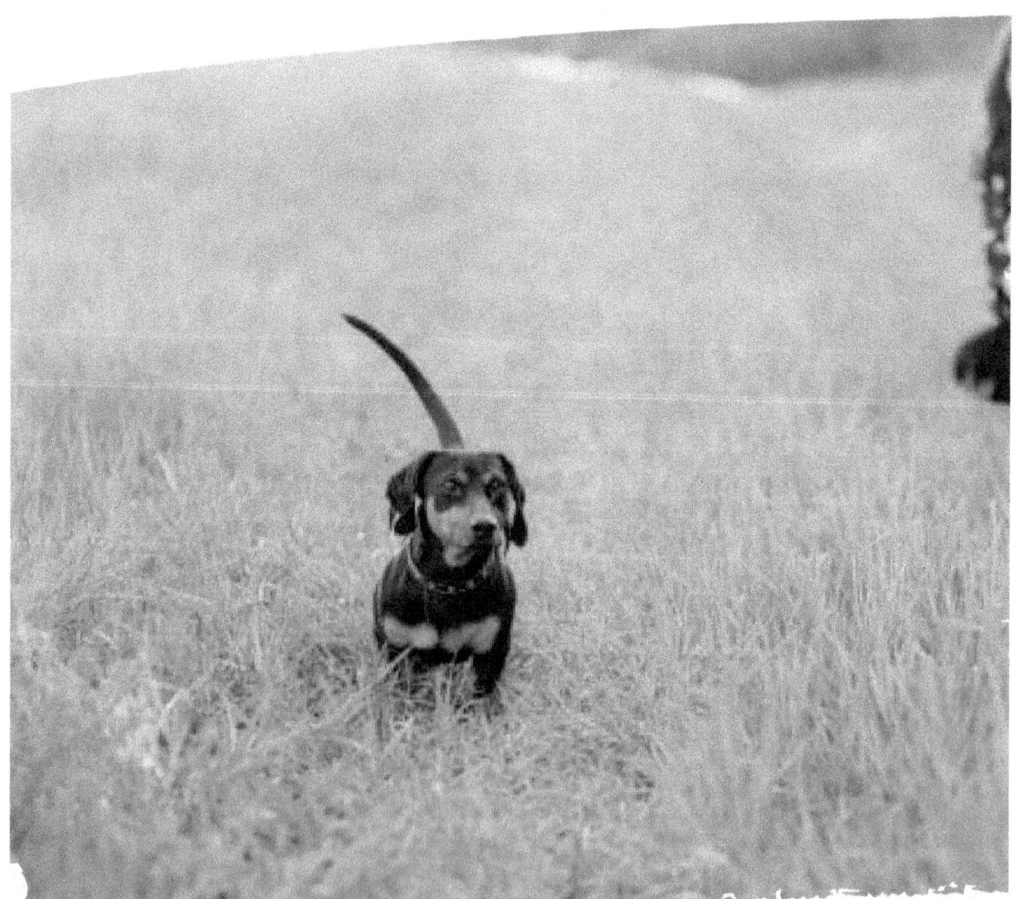

Exemplo Real: Atividade Diária com um Cão Ativo

Imagine ter um Border Collie, uma raça conhecida por sua inteligência e energia abundante. Esses cães prosperam em desafios mentais e físicos. Se você é uma pessoa ativa que gosta de caminhadas, corridas ou jogos ao ar livre, um Border Collie pode ser o parceiro ideal para acompanhar suas aventuras diárias.

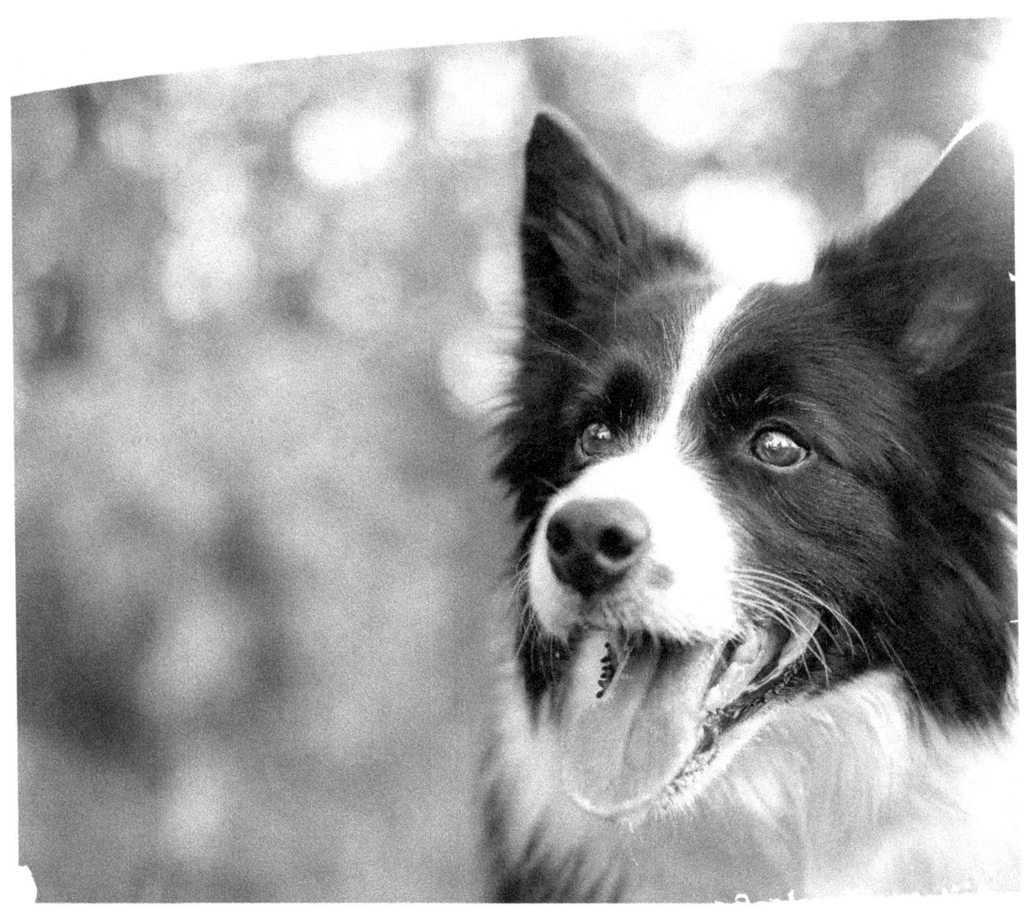

Tamanho e Espaço Disponível

O tamanho da sua casa e a disponibilidade de espaço também influenciam na escolha da raça. Raças menores, como Poodles Toy ou Chihuahuas, muitas vezes se adaptam bem a apartamentos, enquanto raças maiores, como São Bernardos ou Mastiffs, podem exigir mais espaço e área para se movimentar.

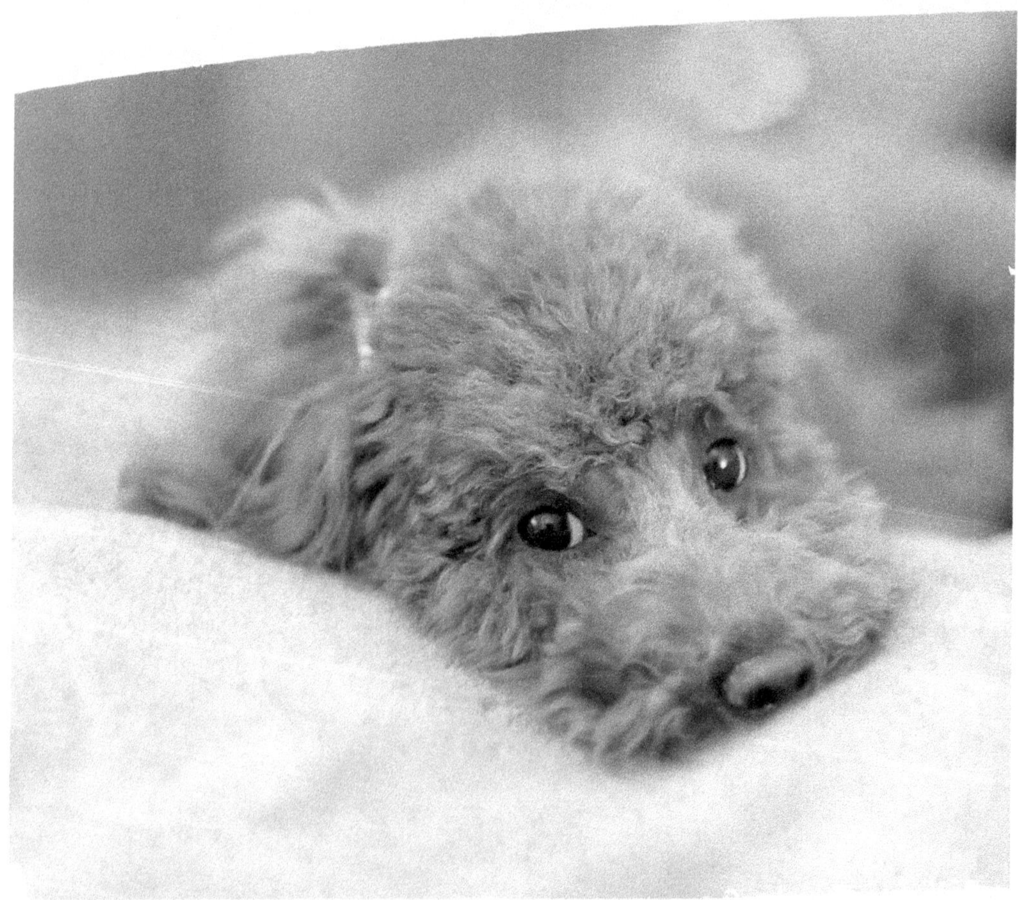

Exemplo Real: Companhia Compacta para Espaços Pequenos

Para quem vive em ambientes urbanos, um Bulldog Francês pode ser uma escolha ideal. Esses cães de porte médio têm uma personalidade adorável e se adaptam bem a espaços compactos, tornando-os companheiros perfeitos para apartamentos e casas menores.

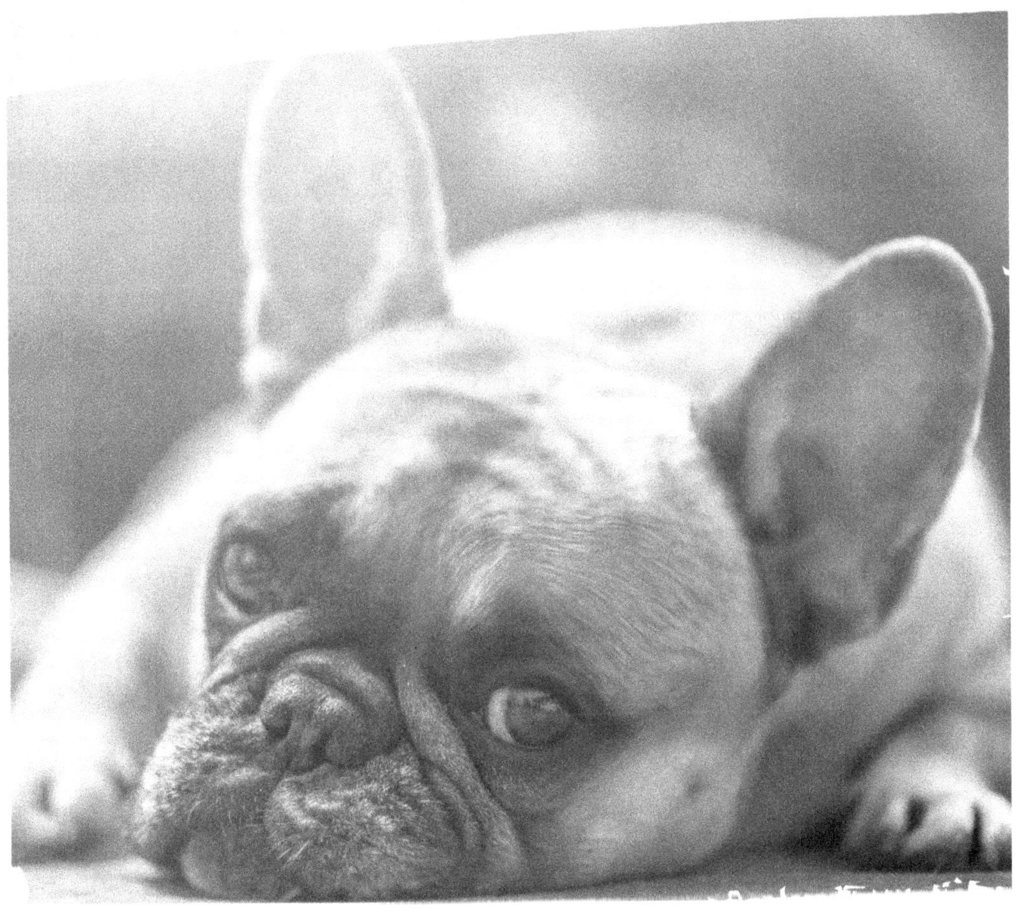

Considerações Específicas de Saúde e Longevidade

Cada raça tem suas próprias peculiaridades de saúde e expectativa de vida. Ao escolher uma raça, é crucial estar ciente de possíveis problemas genéticos e garantir que você esteja preparado para lidar com as necessidades específicas de saúde da raça escolhida.

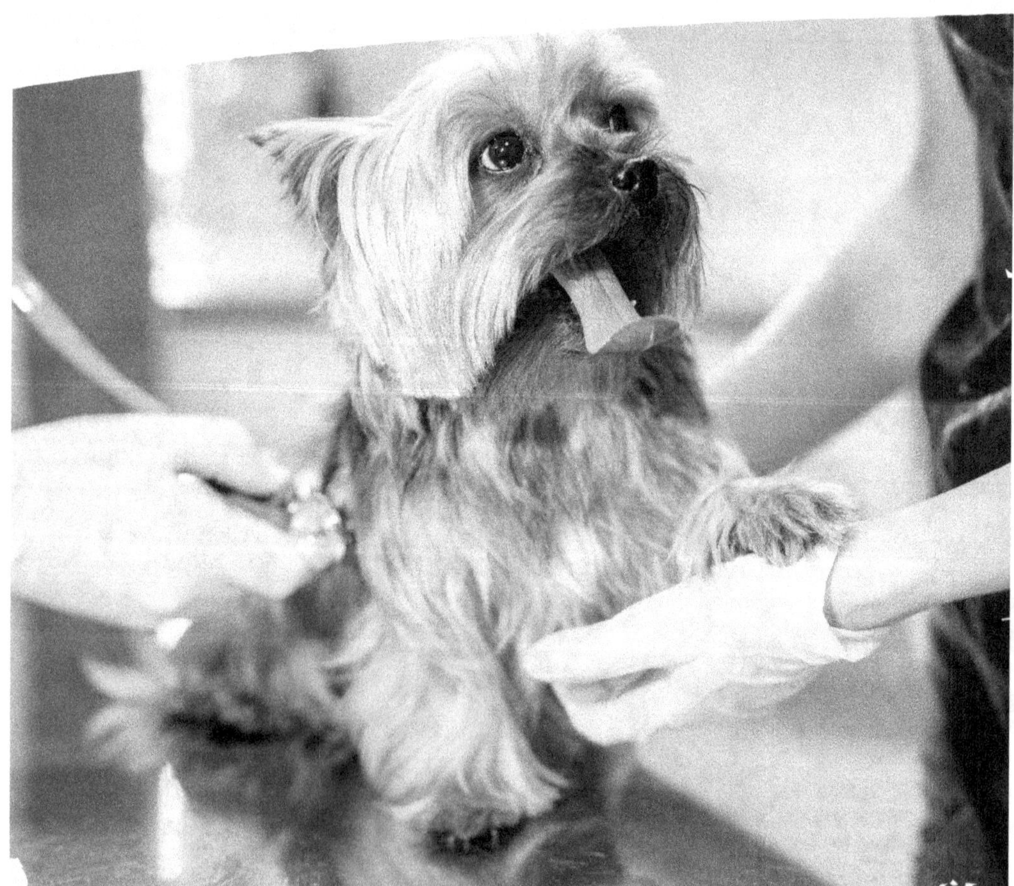

Exemplo Real: Conscientização sobre Saúde em Raças Específicas

Considere um criador responsável que se especializa em Bulldogs Ingleses. Antes de fornecer um filhote, o criador compartilha informações detalhadas sobre os cuidados específicos de saúde, incluindo a susceptibilidade a problemas respiratórios comuns nessa raça. Essa conscientização antecipada permite que os futuros donos estejam preparados para oferecer os cuidados necessários.

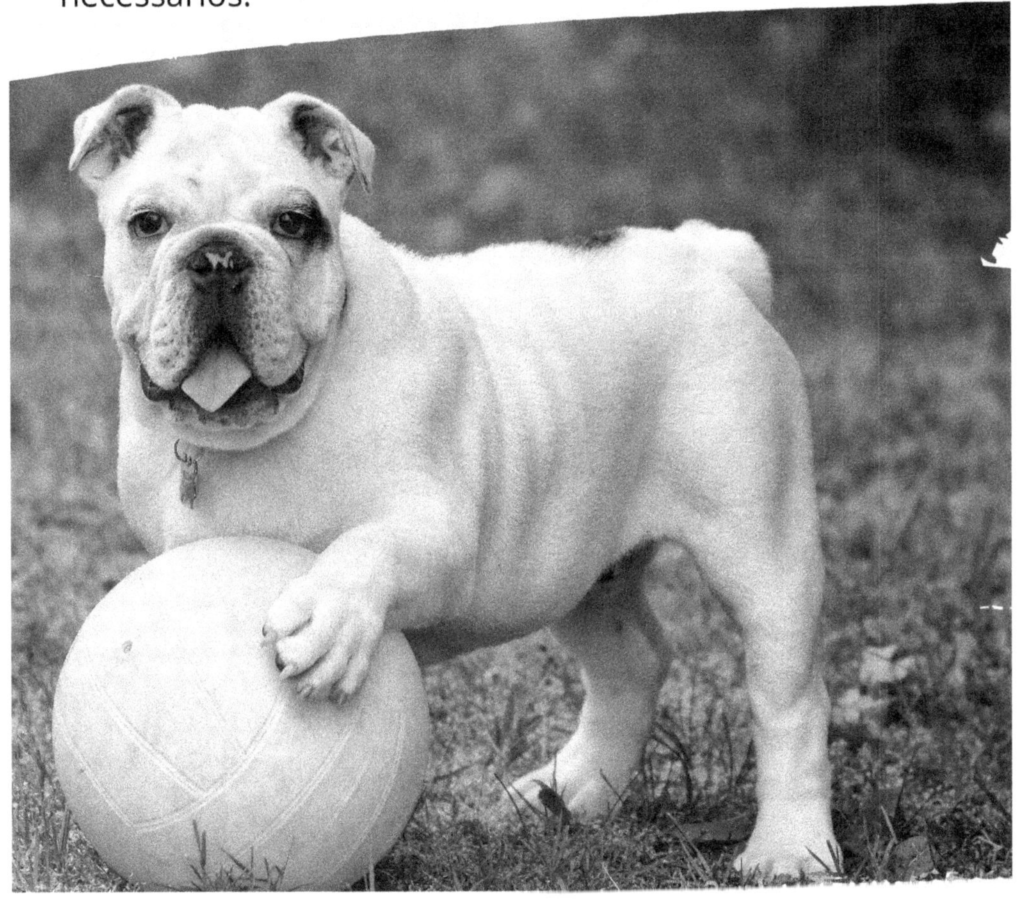

Conclusão: Uma Decisão com o Coração e a Razão

Ao escolher a raça do seu novo companheiro, equilibre o desejo emocional com a lógica prática. Considere as necessidades da raça, seu próprio estilo de vida e o comprometimento necessário para garantir uma vida feliz e saudável para ambos. Com uma escolha consciente, você estará no caminho certo para construir uma parceria duradoura e gratificante com seu cão. No próximo capítulo, exploraremos os preparativos essenciais para receber seu novo amigo em casa.

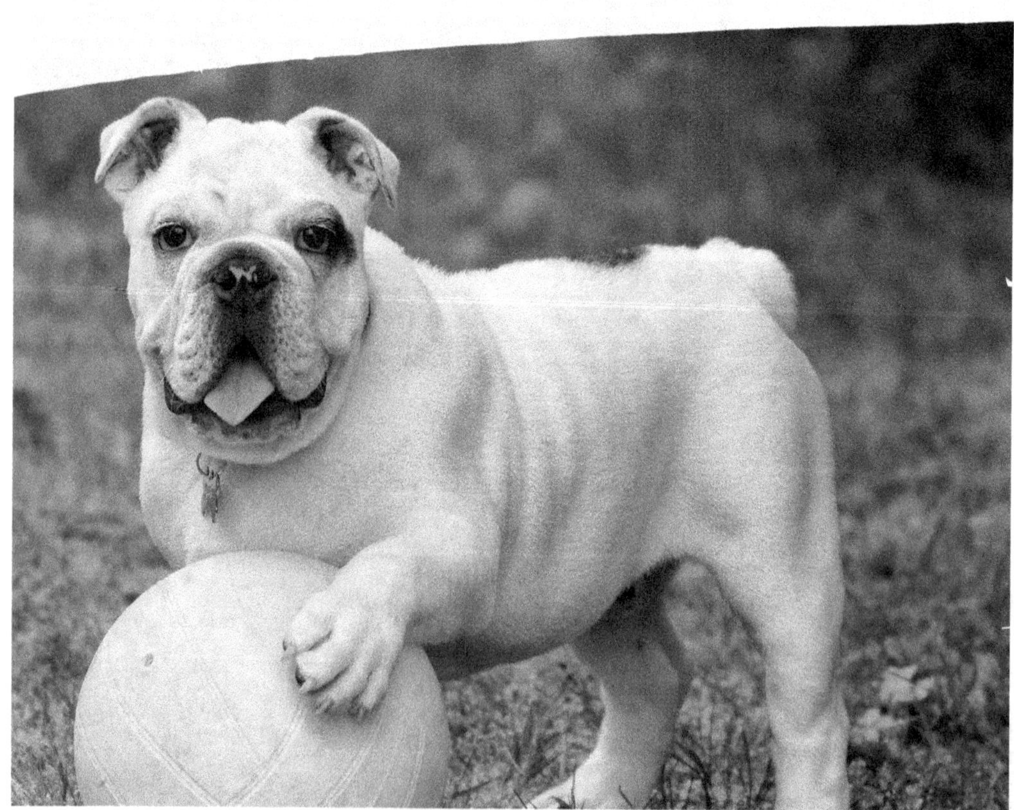

Capítulo 3: Preparação para a Chegada do Filhote

A emocionante espera pelo filhote está prestes a se concretizar, e a preparação para recebê-lo em seu lar é essencial para garantir uma transição suave e acolhedora. Neste capítulo, abordaremos os passos práticos e afetivos para criar o ambiente perfeito para o novo membro da família.

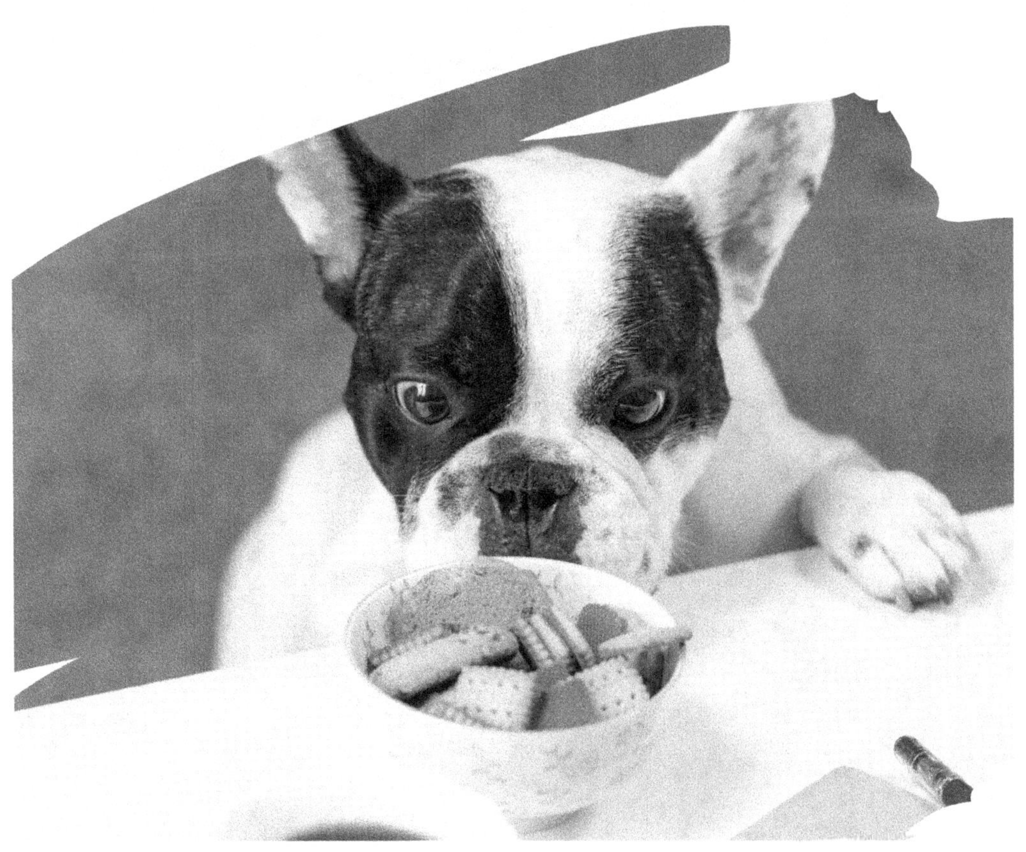

Criando um Espaço Seguro e Aconchegante

Antes da chegada do filhote, reserve um espaço seguro e aconchegante em sua casa. Isso pode ser uma área designada com uma cama macia, brinquedos e uma tigela de água. Certifique-se de que esse espaço seja tranquilo, proporcionando ao filhote um local onde ele possa se retirar para descansar.

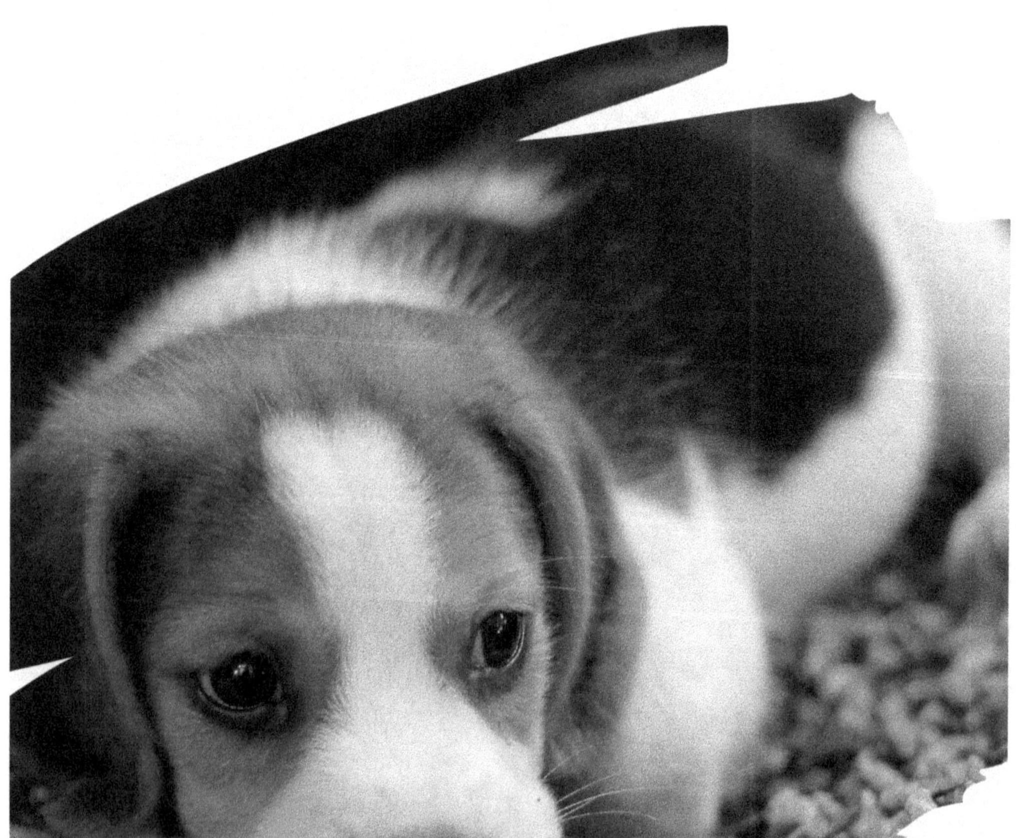

Exemplo Real: O Cantinho Especial de Luna

Quando Luna, uma filhote de Labrador, chegou à casa de Pedro e Carla, eles prepararam um cantinho especial na sala, com uma cama fofa e alguns brinquedos. Esse espaço tornou-se o refúgio de Luna, onde ela se sentia segura e confortável nos primeiros dias.

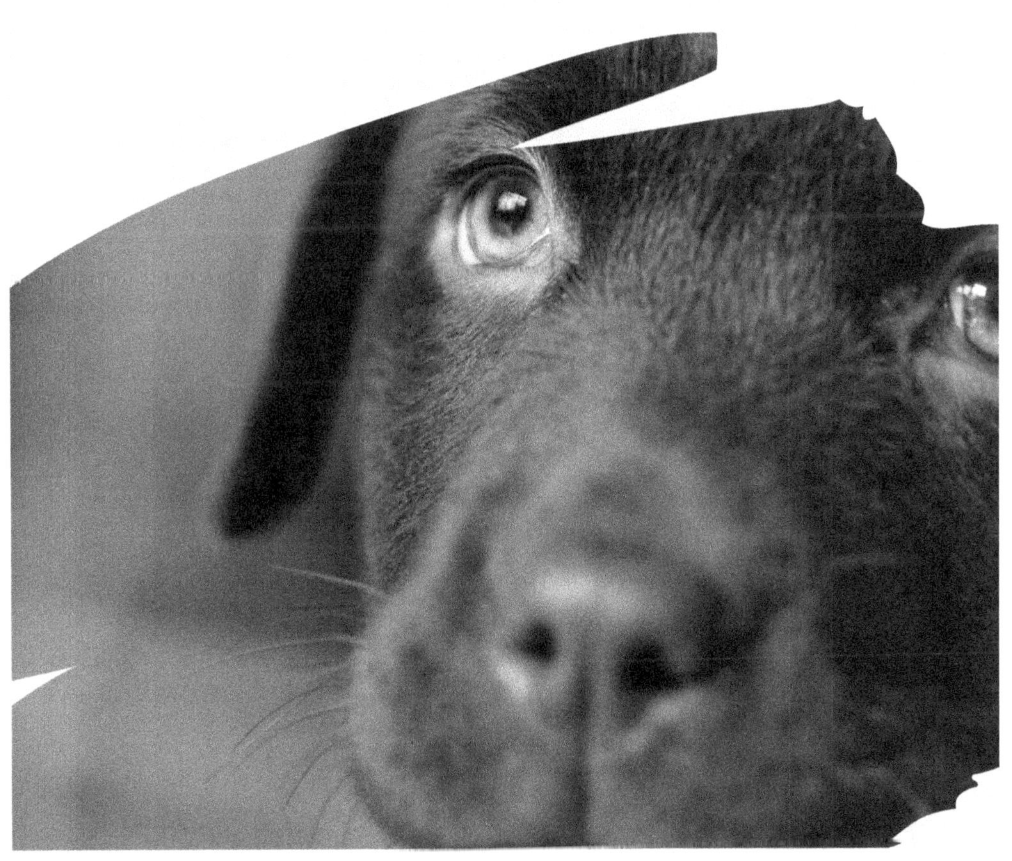

Itens Essenciais para a Chegada

Antes da chegada do filhote, adquira os itens essenciais. Isso inclui uma cama confortável, tigelas de comida e água, brinquedos para mastigar, coleira e guia para passeios, e, é claro, comida de qualidade adequada para filhotes. Estar preparado com antecedência ajuda a minimizar o estresse nos primeiros dias.

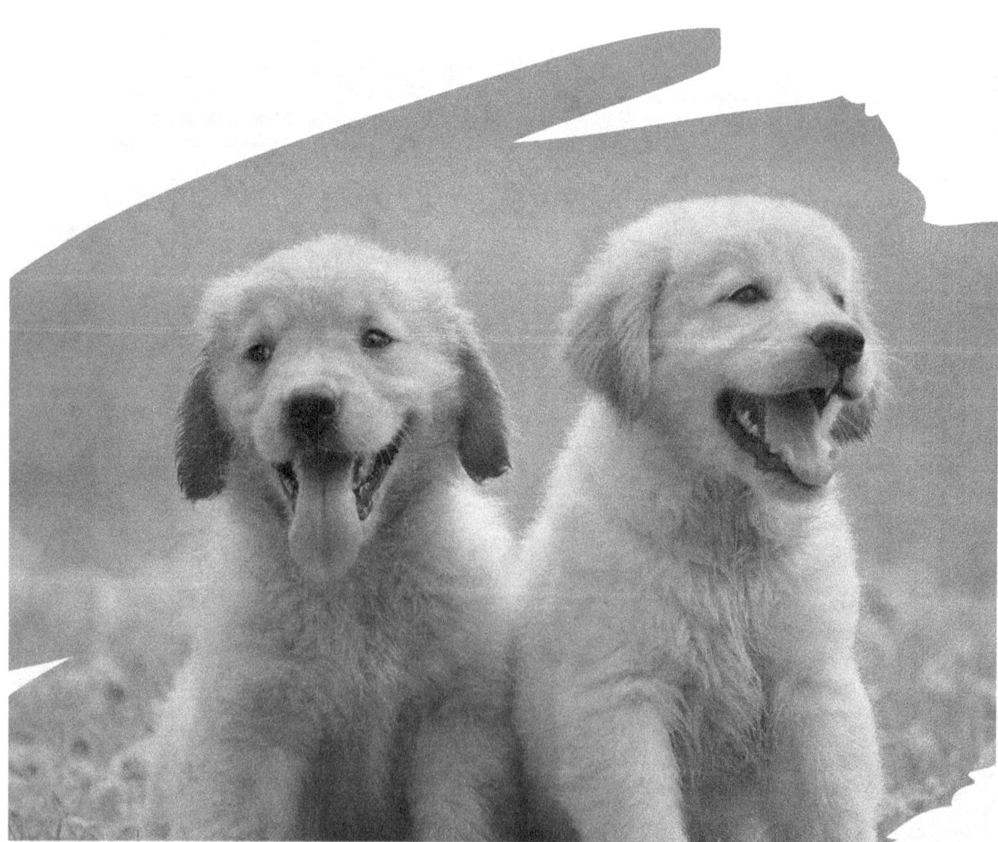

Exemplo Real: A Lista de Boas-Vindas de Max

Quando Max, um filhote de Golden Retriever, entrou na vida de Sofia, ela já havia preparado uma lista de boas-vindas. Max foi recebido com uma cama aconchegante, uma seleção de brinquedos interativos e um conjunto de tigelas personalizadas. Essa antecipação permitiu que Max se adaptasse rapidamente ao seu novo lar.

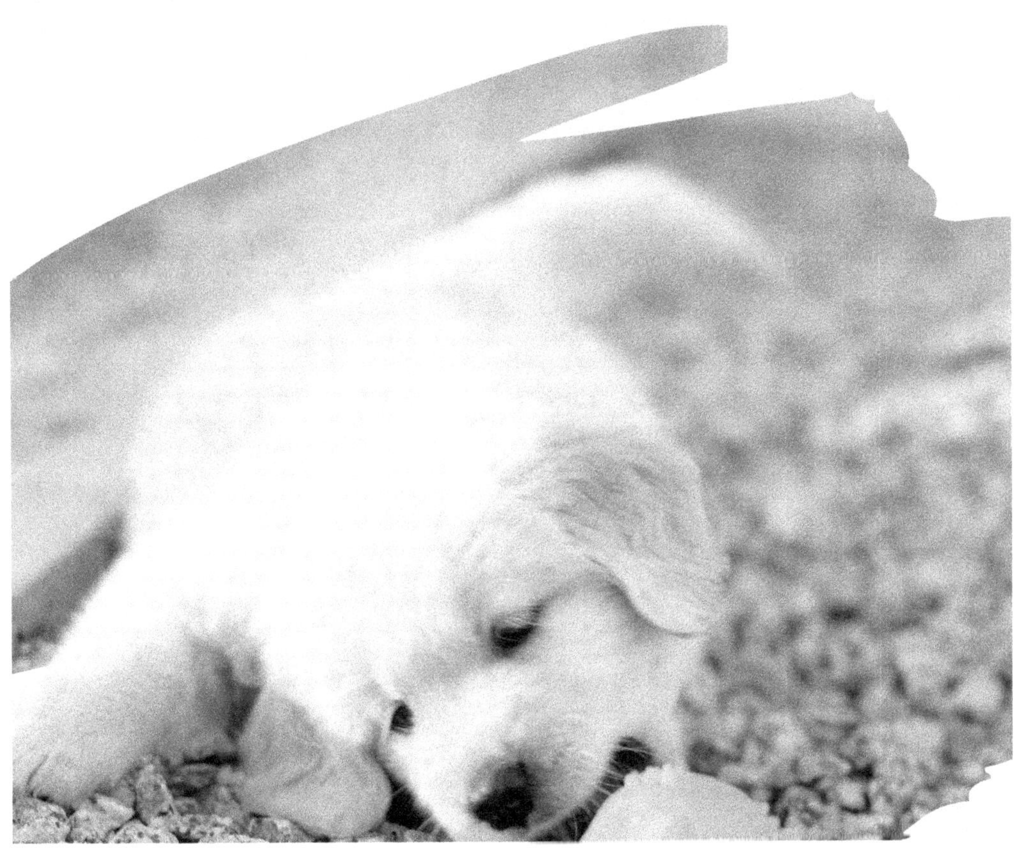

Treinamento do Banheiro: Consistência e Paciência

O treinamento do banheiro é uma parte crucial nos primeiros dias. Leve o filhote regularmente para fora, especialmente após as refeições e sonecas. Elogie e recompense quando ele fizer suas necessidades do lado de fora. A consistência e paciência são fundamentais nesse processo.

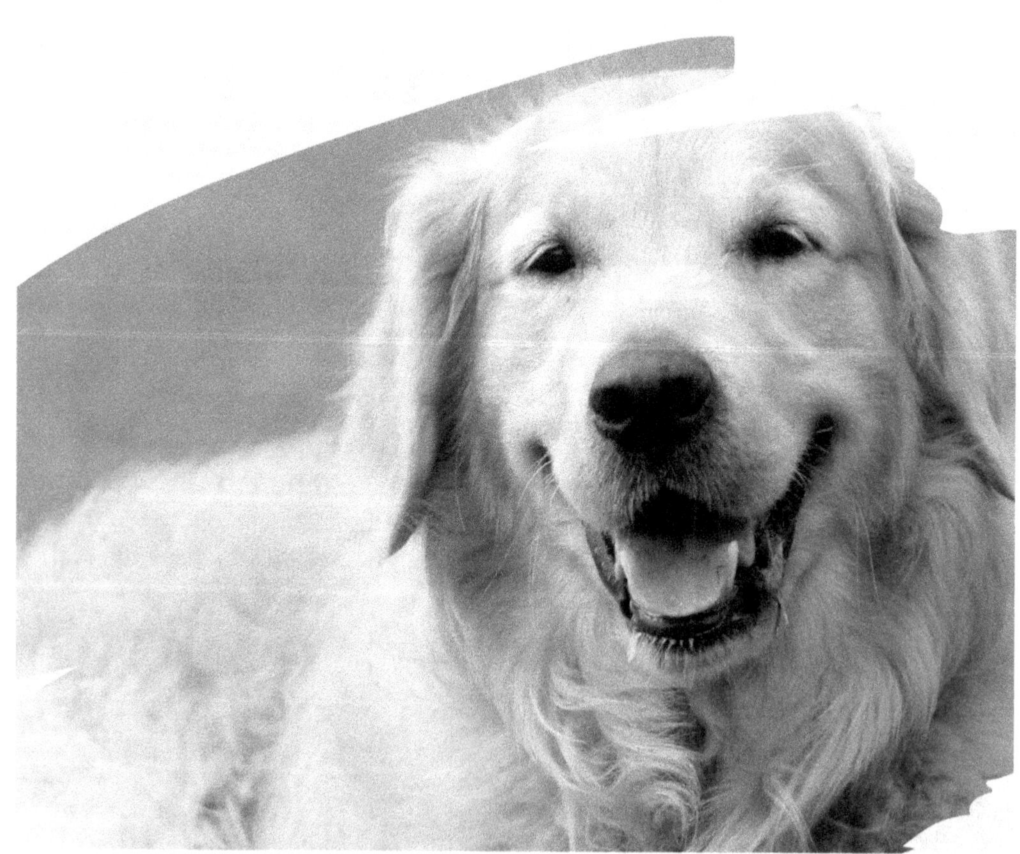

Exemplo Real: A Paciência de Tom para com Bento

Quando Bento, um filhote de Cocker Spaniel, chegou à casa de Tom, eles estabeleceram uma rotina consistente para os passeios ao ar livre. Mesmo nos dias chuvosos, Tom demonstrou paciência, incentivando Bento a fazer suas necessidades do lado de fora. A paciência e a consistência resultaram em um treinamento bem-sucedido.

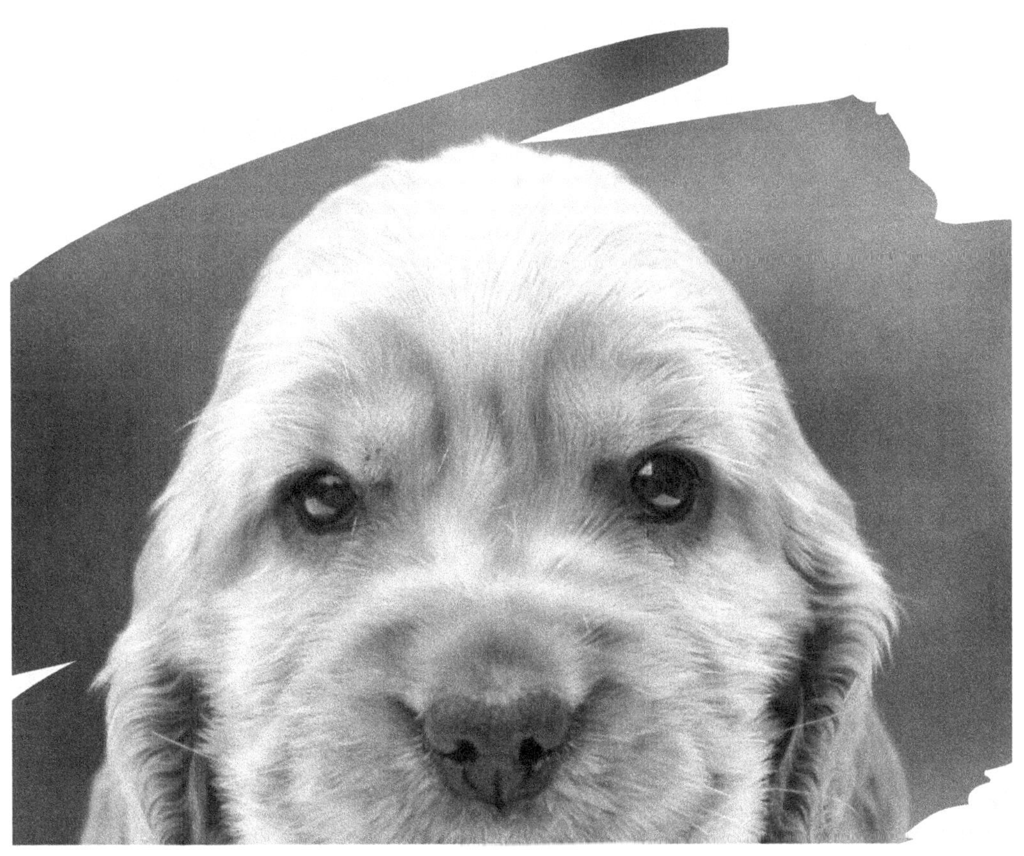

Introdução Gradual à Casa

Permita que o filhote explore gradualmente diferentes áreas da casa. Inicie com um ambiente mais restrito e, à medida que ele se acostuma, expanda gradualmente os limites. Isso ajuda a evitar que o filhote se sinta sobrecarregado.

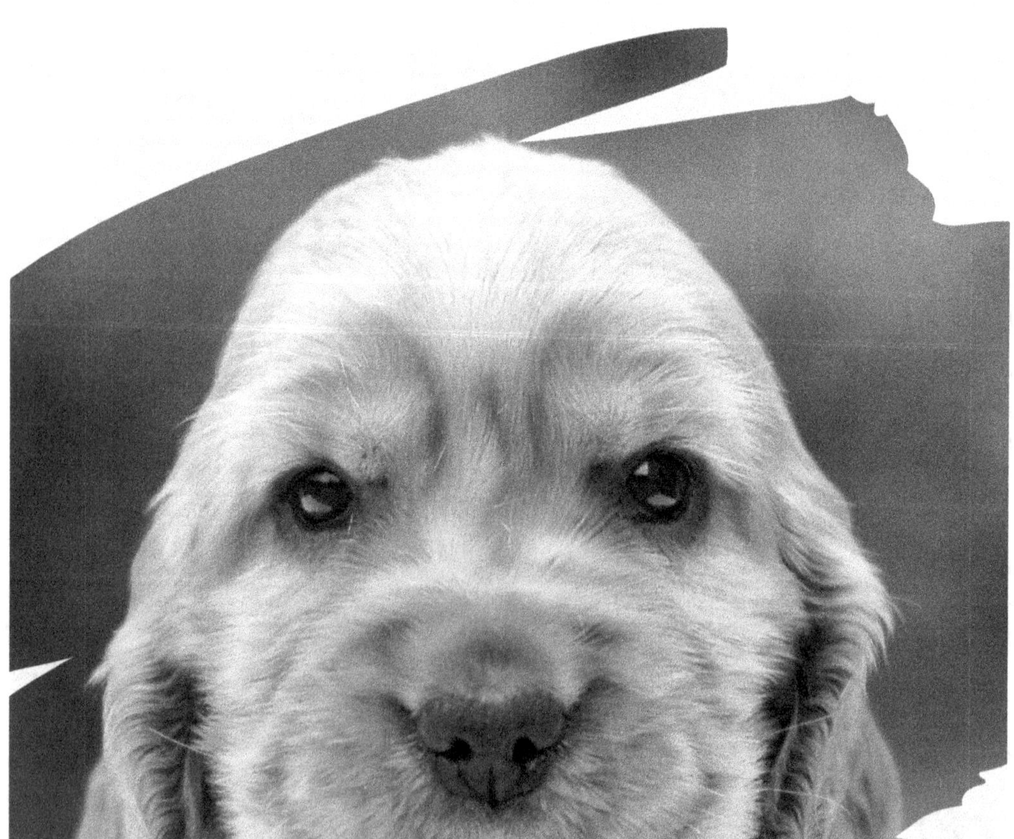

Exemplo Real: A Exploração Cautelosa de Bella

Quando Bella, uma filhote de Dachshund, chegou à casa de Ricardo, ele permitiu que ela explorasse inicialmente a sala de estar antes de apresentar outros cômodos. Essa abordagem gradual permitiu que Bella se sentisse mais à vontade e confiante em sua nova casa.

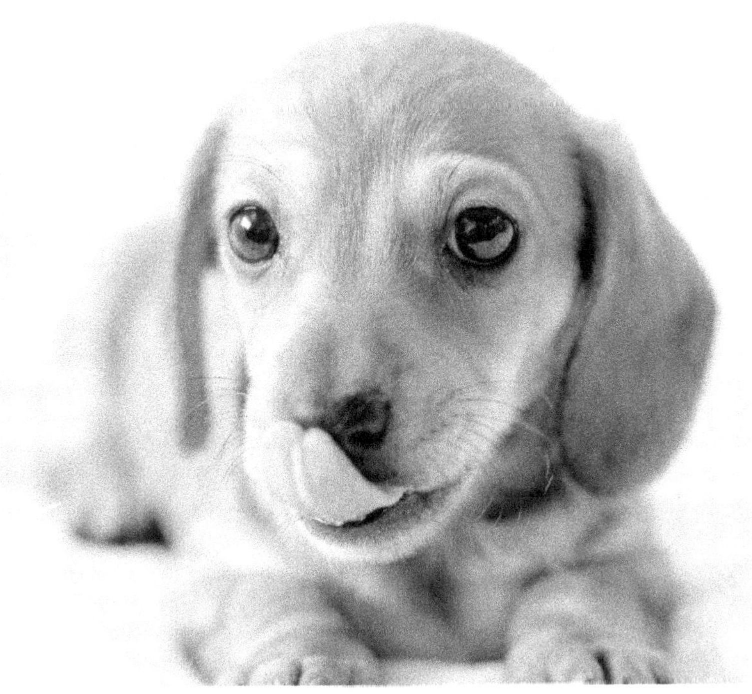

Estabelecendo uma Rotina de Alimentação e Sono

Crie uma rotina regular de alimentação e sono. Filhotes prosperam em previsibilidade. Mantenha horários consistentes para as refeições e forneça um local tranquilo para o filhote descansar. Uma rotina bem estabelecida contribui para o desenvolvimento saudável e o comportamento equilibrado.

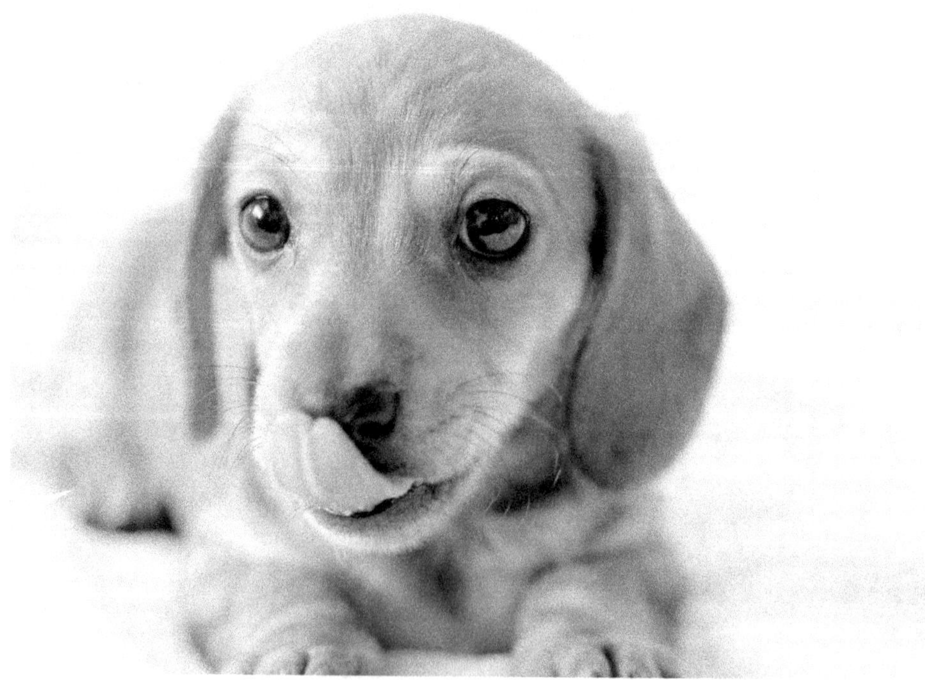

Exemplo Real: A Rotina Relaxante de Charlie

Quando Charlie, um filhote de Bulldog Francês, chegou à casa de Camila, ela estabeleceu uma rotina relaxante. As refeições eram consistentes, seguidas por um tempo de brincadeira e, eventualmente, uma soneca reconfortante. Essa rotina contribuiu para o desenvolvimento sereno de Charlie.

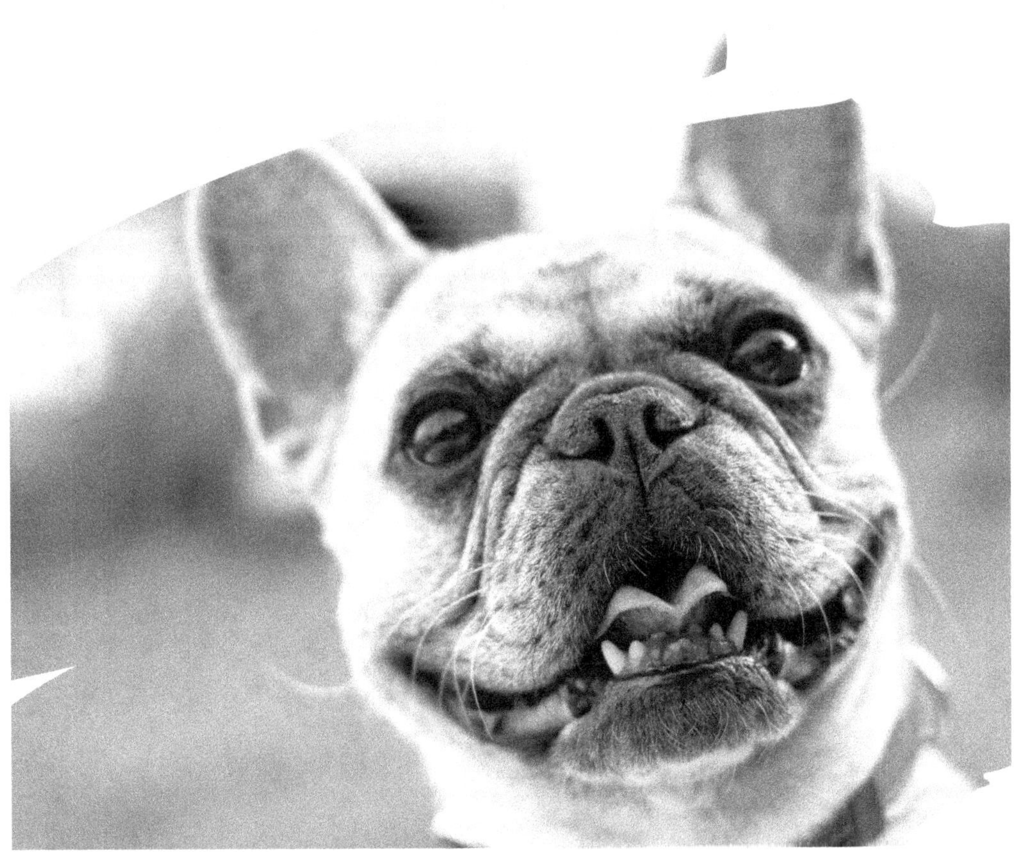

Conclusão: Boas-Vindas ao Novo Capítulo

Ao preparar-se para a chegada do filhote, lembre-se de que cada cão é único. Este é o início de uma jornada incrível de amizade e descoberta mútua. Nos próximos capítulos, exploraremos o treinamento básico, fortalecendo o vínculo e proporcionando uma vida plena ao lado do seu companheiro canino. Prepare-se para uma aventura repleta de alegria, aprendizado e amor incondicional.

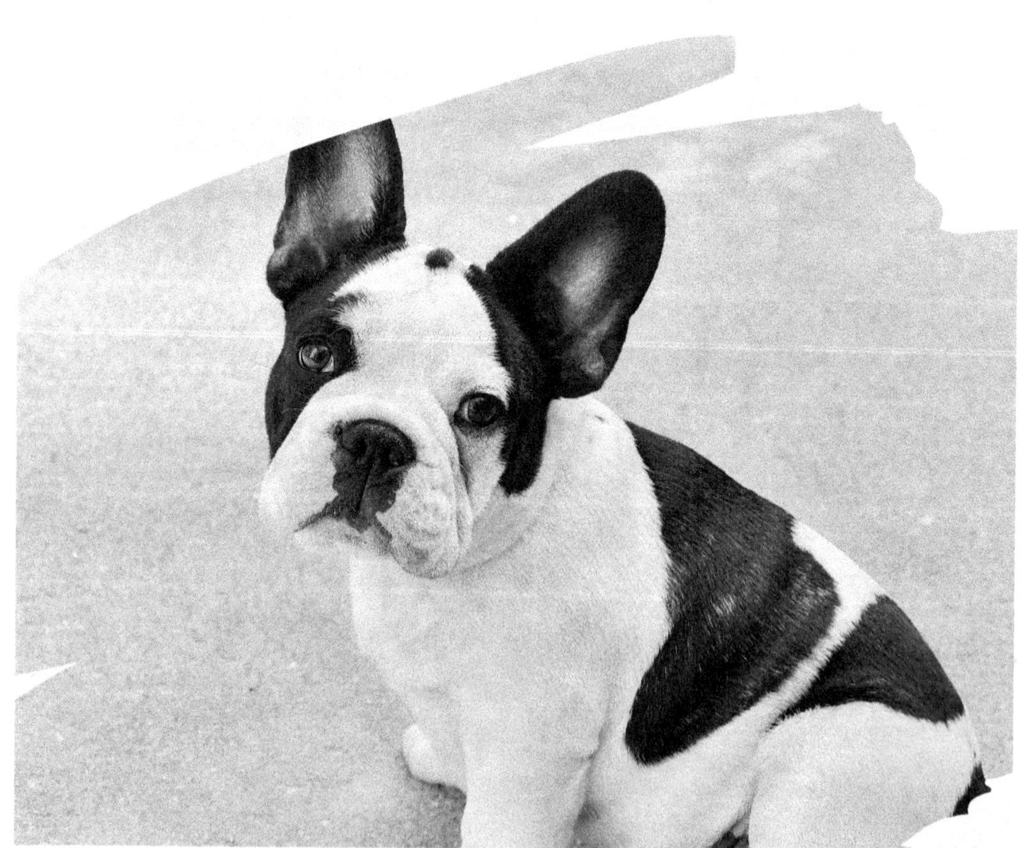

Capítulo 4: Alimentação Saudável

A nutrição adequada é a chave para garantir uma vida longa e saudável para seu filhote. Neste capítulo, exploraremos a importância de uma alimentação balanceada, como escolher os melhores alimentos e estabelecer hábitos alimentares saudáveis para o seu novo companheiro.

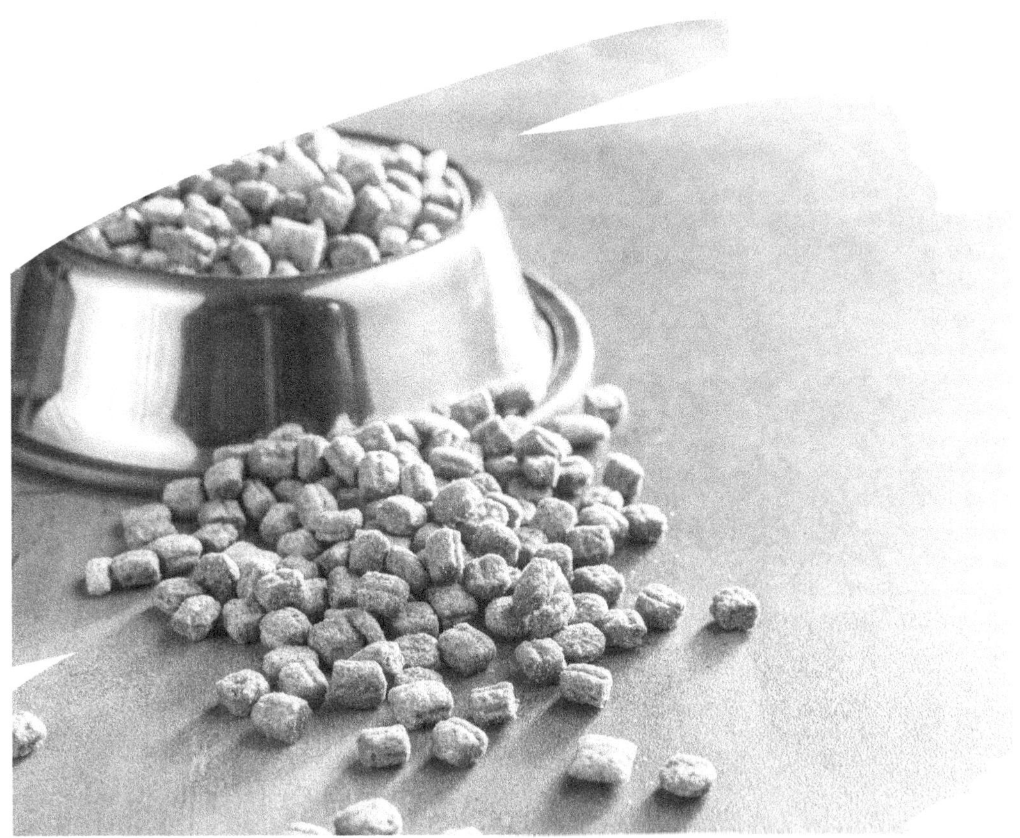

A Base para uma Vida Saudável

Assim como nós, seres humanos, cães necessitam de uma dieta equilibrada para prosperar. Uma alimentação adequada influencia diretamente na energia, no crescimento e na saúde geral do seu filhote. Optar por alimentos de qualidade é um investimento no bem-estar a longo prazo do seu amigo de quatro patas.

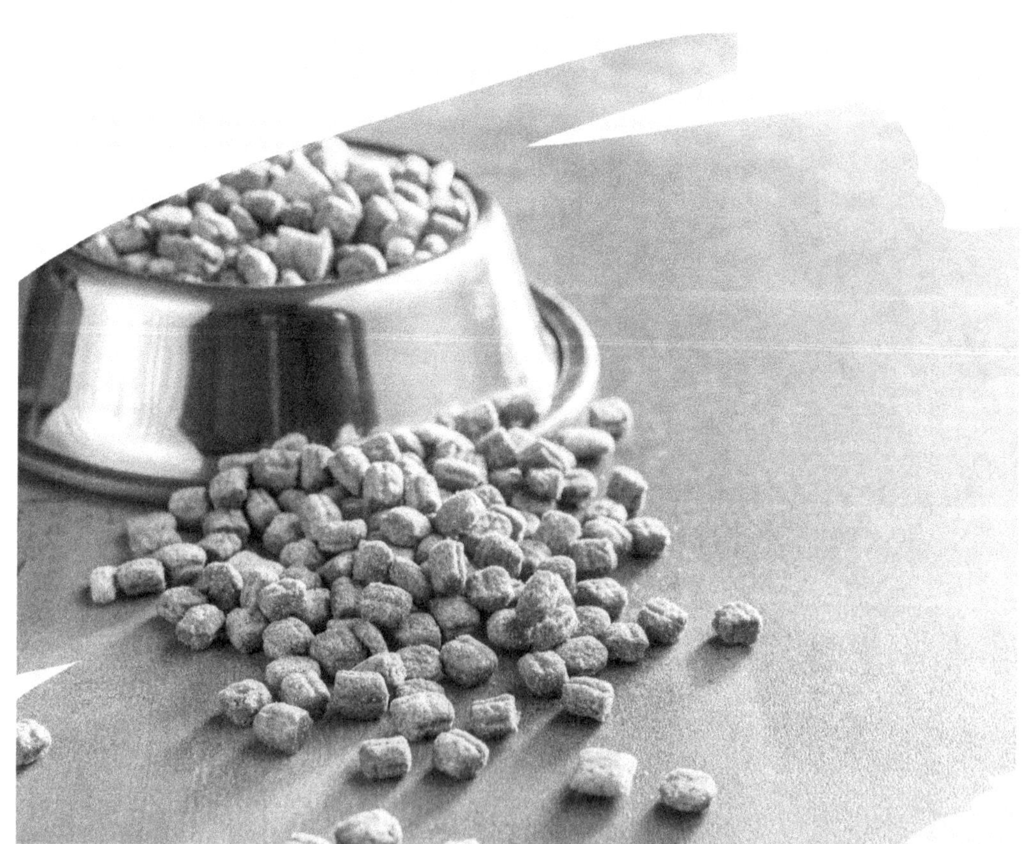

Exemplo Real: Transformação com Boa Alimentação

Quando Bob, um filhote de Pastor Alemão, foi adotado por Ana, ele estava desnutrido e sem energia. Mudando para uma dieta balanceada e nutritiva, Bob experimentou uma transformação surpreendente. Seu pelo ficou mais brilhante, sua energia aumentou, e ele se tornou um cão saudável e feliz.

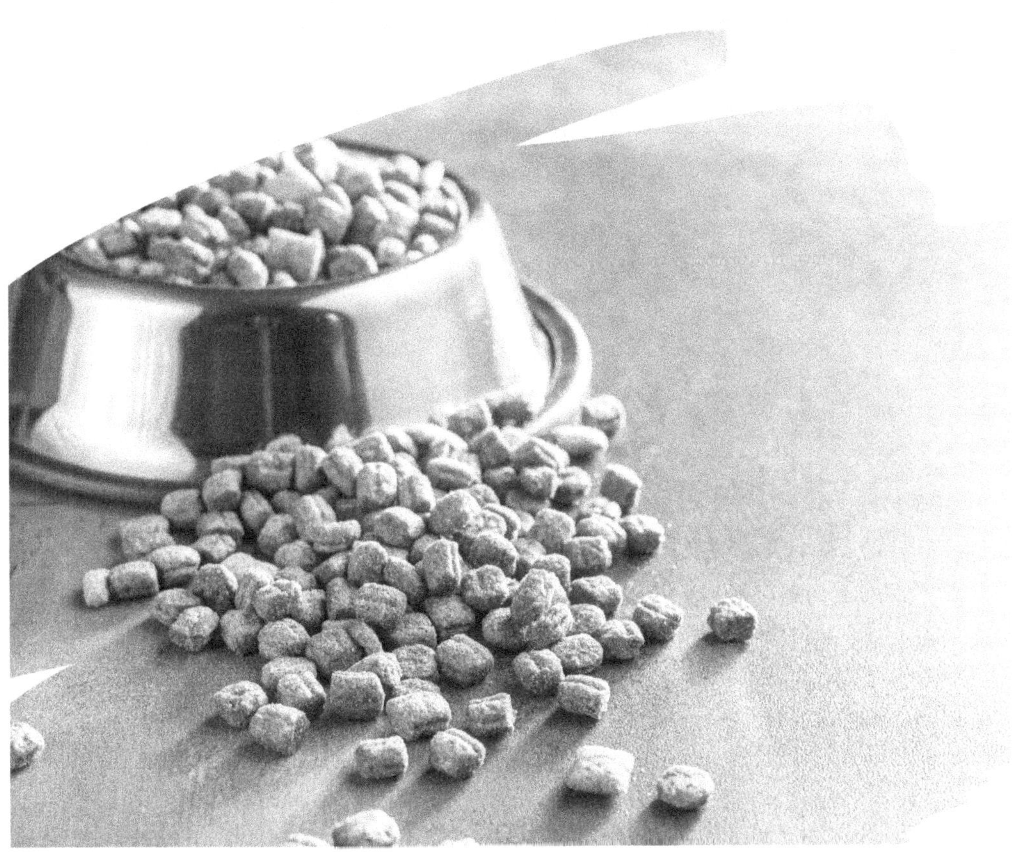

Escolhendo o Alimento Adequado para o Filhote

Ao escolher a ração para seu filhote, leve em consideração fatores como a idade, raça, tamanho e nível de atividade. Rações específicas para filhotes fornecem os nutrientes essenciais para um crescimento saudável. Consultar o veterinário é fundamental para determinar as necessidades nutricionais específicas do seu cão.

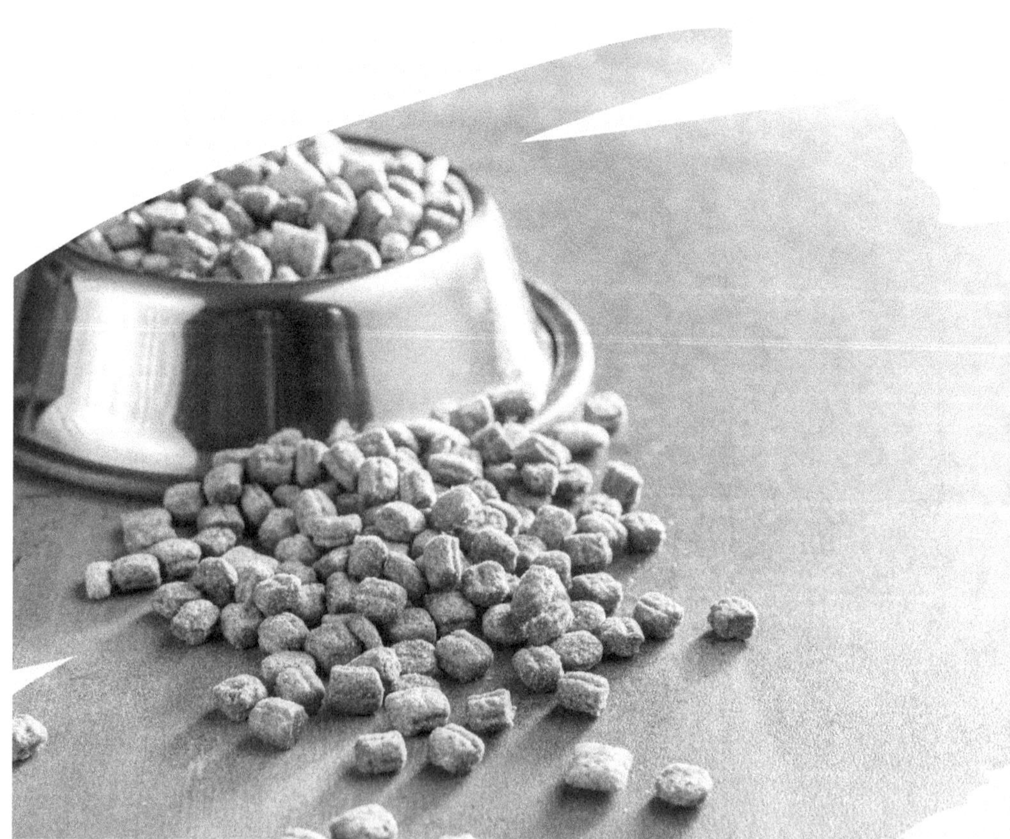

Exemplo Real: Nutrição Adequada para Lola

Quando Lola, uma filhote de Beagle, chegou à casa de Marcos, ele pesquisou e escolheu uma ração formulada para filhotes de pequeno porte. O veterinário confirmou que essa escolha atendia às necessidades únicas de Lola, garantindo um desenvolvimento ótimo e um sistema imunológico forte.

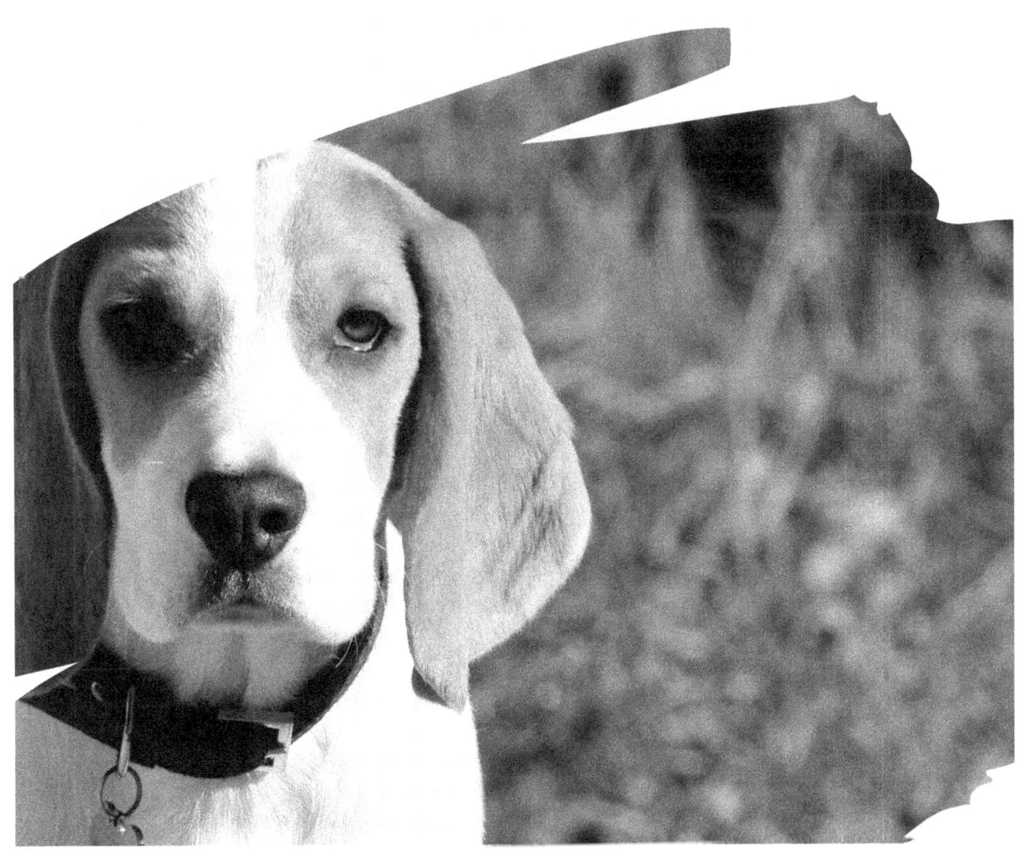

Quantidades Adequadas e Horários de Alimentação

Estabeleça uma rotina consistente de alimentação, oferecendo porções adequadas para a idade e tamanho do filhote. Evite alimentar seu cão com restos de comida humana, pois alguns alimentos podem ser prejudiciais. Consulte o veterinário para determinar a quantidade diária ideal para o seu filhote.

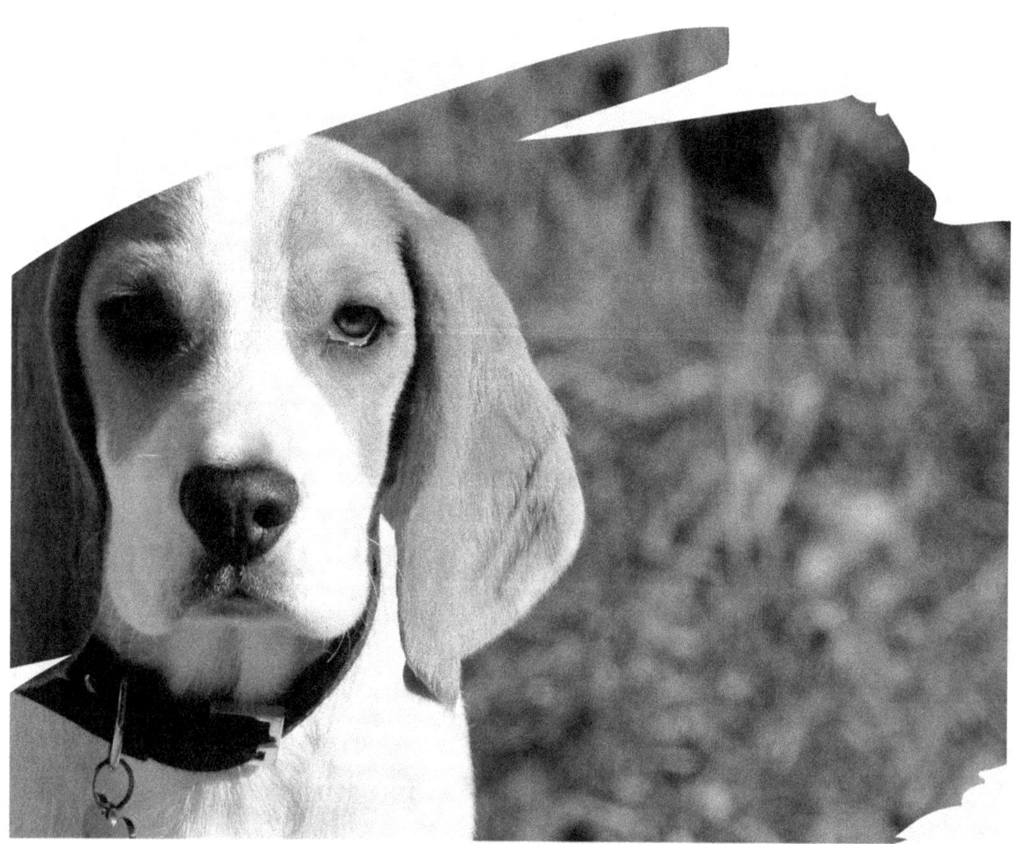

Exemplo Real: Os Benefícios da Rotina para Rex

Rex, um filhote de Labrador, se beneficiou significativamente de uma rotina de alimentação consistente. Com refeições regulares e porções controladas, ele desenvolveu uma boa digestão e manteve um peso saudável. A rotina também facilitou o treinamento e estabeleceu hábitos alimentares saudáveis.

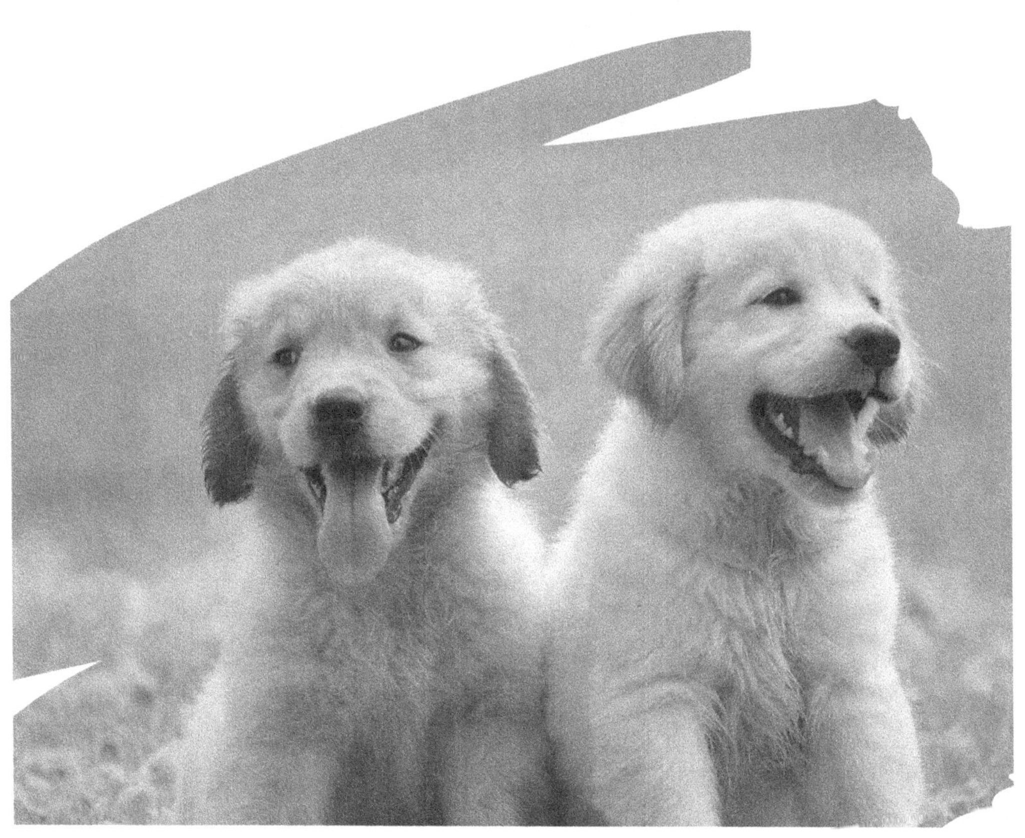

Alimentos Frescos e Suplementos Opcionais

Além da ração, considere a inclusão de alimentos frescos na dieta do seu filhote. Vegetais como cenouras e brócolis, e proteínas magras, como frango cozido, podem fornecer nutrientes adicionais. Suplementos podem ser recomendados pelo veterinário, dependendo das necessidades individuais do seu cão.

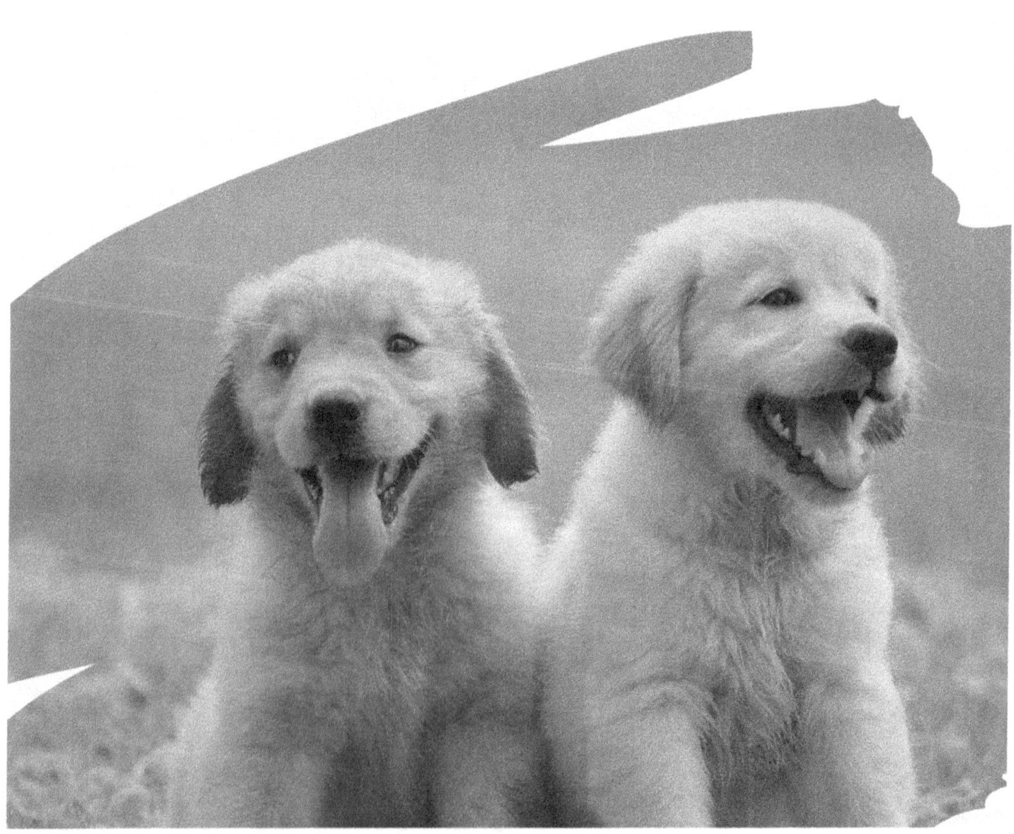

Exemplo Real: Variedade na Dieta de Bella

Bella, uma filhote de Corgi, desfruta de uma dieta equilibrada que inclui ração de qualidade, vegetais frescos e ocasionalmente carne magra. Essa variedade não apenas oferece uma gama mais ampla de nutrientes, mas também adiciona diversão à hora da refeição de Bella.

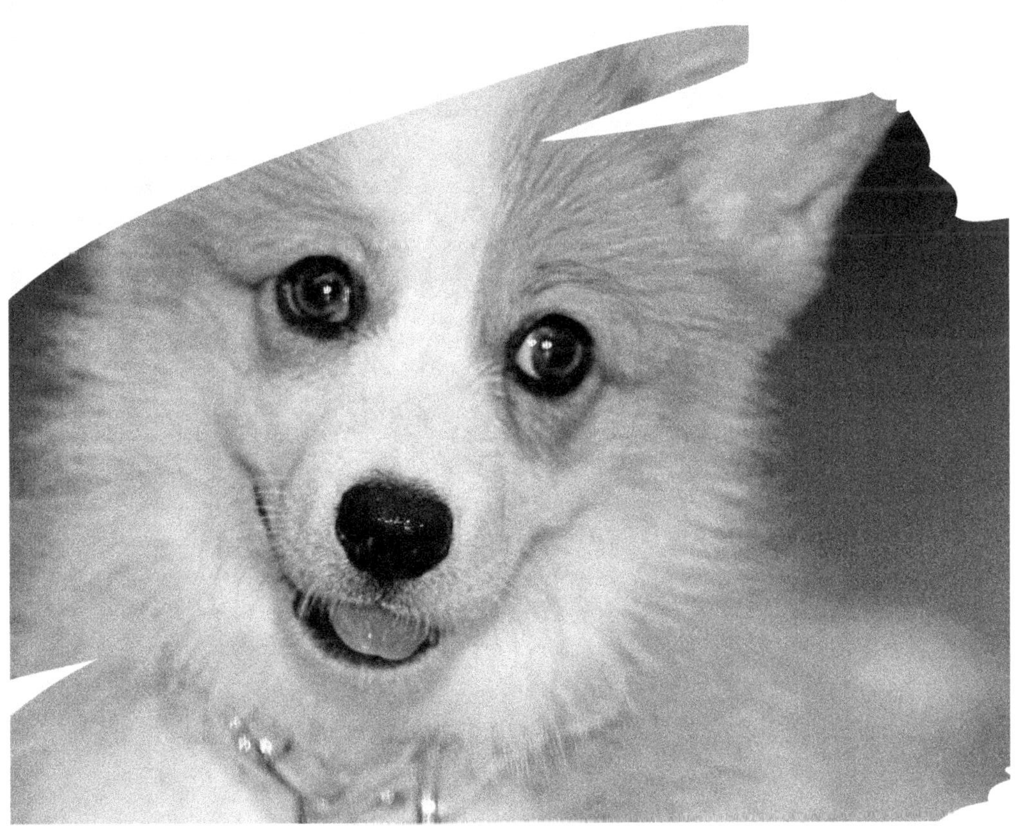

Monitoramento do Peso e Ajustes Necessários

Mantenha um olhar atento ao peso do seu filhote e ajuste a quantidade de comida conforme necessário. Filhotes em crescimento podem exigir ajustes frequentes na dieta. O acompanhamento regular com o veterinário é vital para garantir que seu filhote esteja crescendo de maneira saudável.

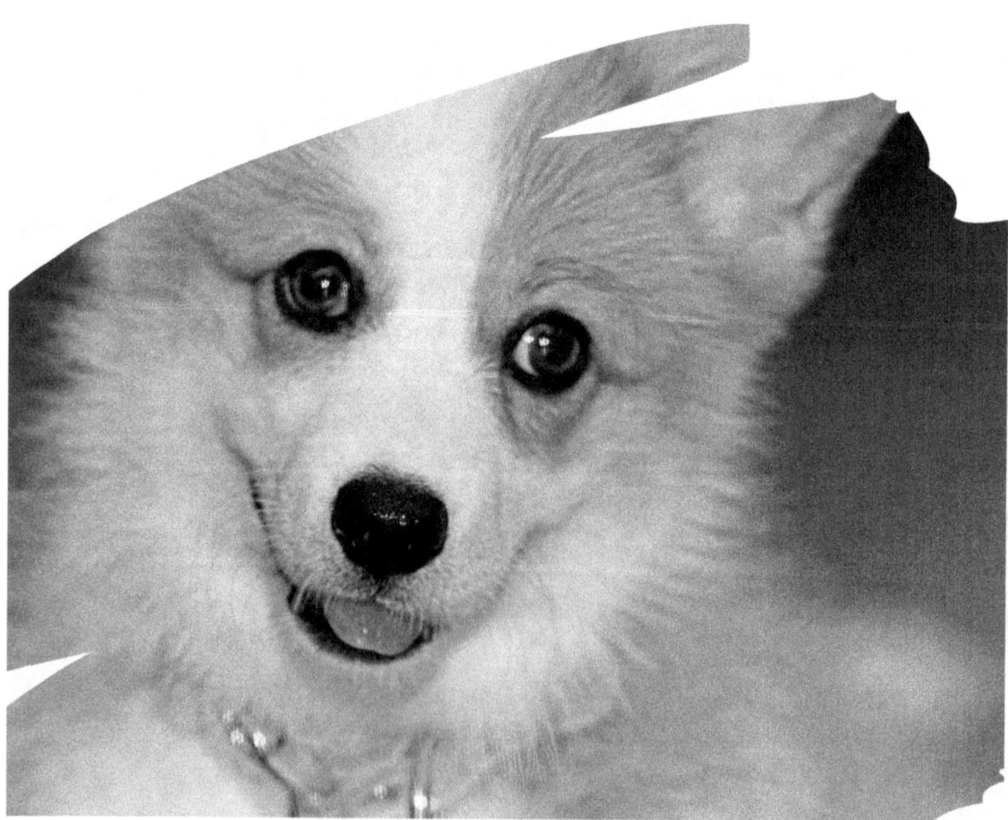

Exemplo Real: Adaptação da Dieta de Rocky

Quando Rocky, um filhote de Boxer, começou a crescer mais rápido do que o esperado, seu dono, Pedro, ajustou a quantidade de comida em consulta com o veterinário. Essa adaptação garantiu que Rocky crescesse de maneira controlada, mantendo um peso adequado.

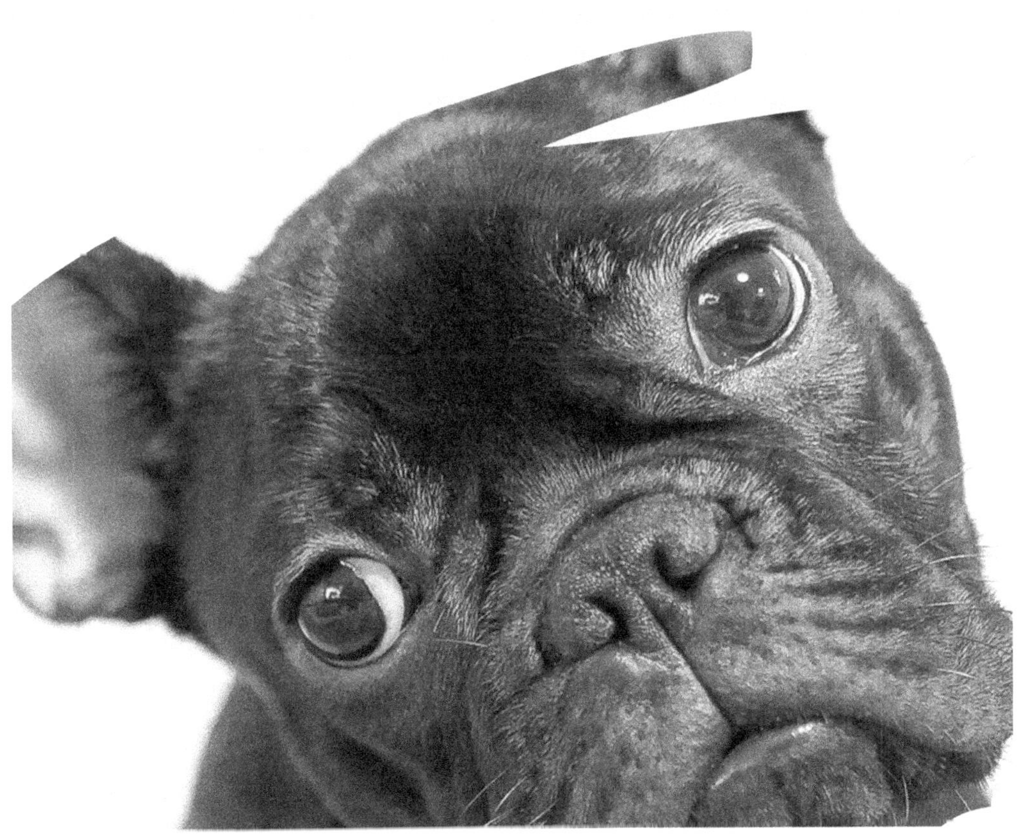

Conclusão: Nutrição como Base para a Felicidade

Lembre-se de que a nutrição é a base para um filhote saudável e feliz. Ao fornecer uma dieta balanceada, você está investindo no bem-estar do seu companheiro para toda a vida. No próximo capítulo, exploraremos técnicas de treinamento básico para criar uma relação sólida e positiva entre você e seu filhote. Prepare-se para a próxima etapa emocionante nesta jornada canina!

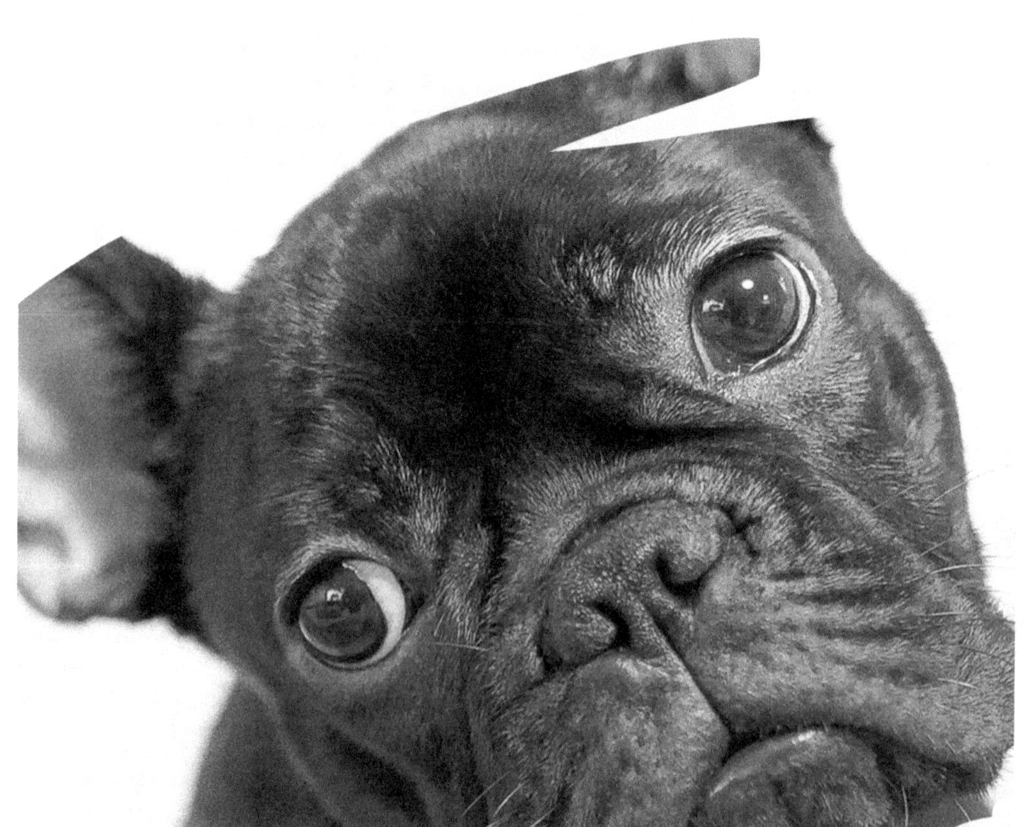

Capítulo 5: Treinamento Básico

O treinamento básico é a chave para uma convivência harmoniosa e uma relação sólida entre você e seu filhote. Neste capítulo, exploraremos técnicas simples e eficazes para ensinar comandos básicos, promover a socialização e lidar com comportamentos indesejados.

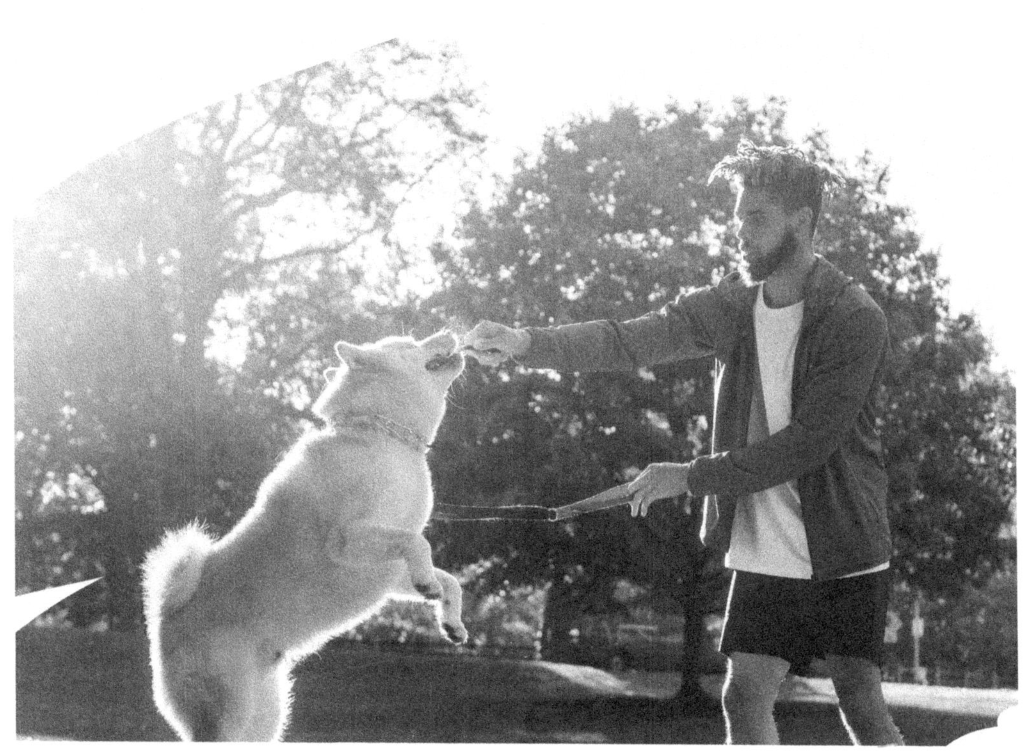

Estabelecendo a Comunicação: Comandos Básicos

Sentar, Ficar, Vir Quando Chamado: Esses comandos fundamentais formam a base do treinamento. Use recompensas como petiscos, carinho e elogios quando seu filhote obedecer. Mantenha as sessões curtas e divertidas para evitar o tédio.

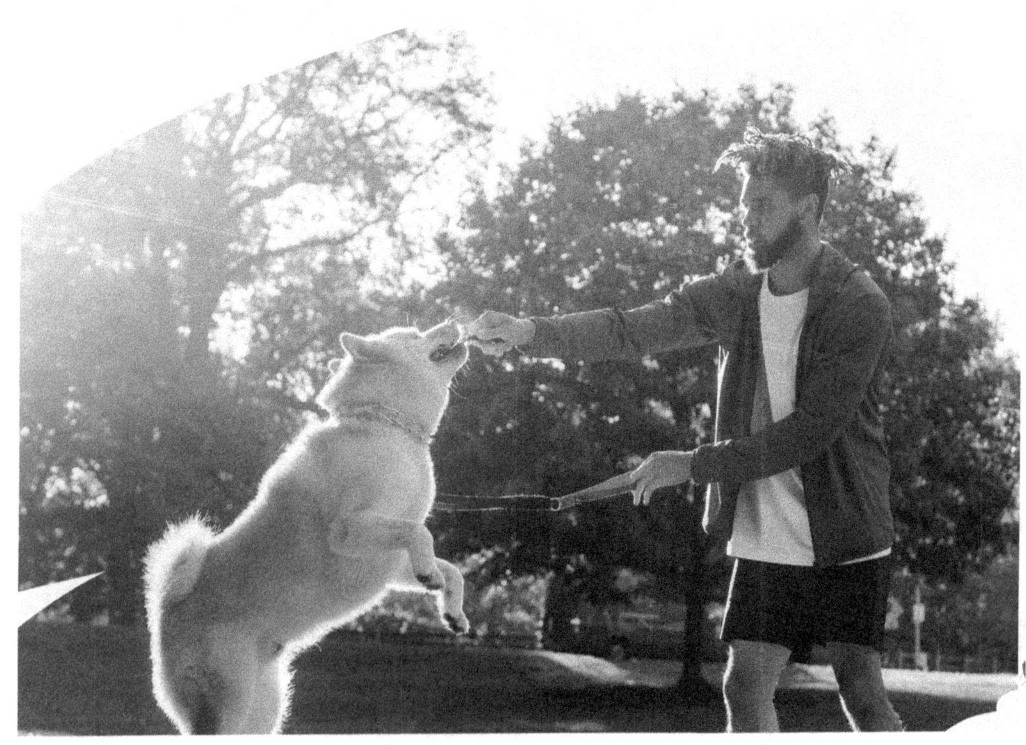

Exemplo Real: A Obediência de Max

Quando Max, um filhote de Shih Tzu, aprendeu o comando "sentar", sua dona, Carla, recompensou-o com um petisco e muitos elogios. A prática consistente tornou esses comandos uma segunda natureza para Max, facilitando a comunicação entre ele e Carla.

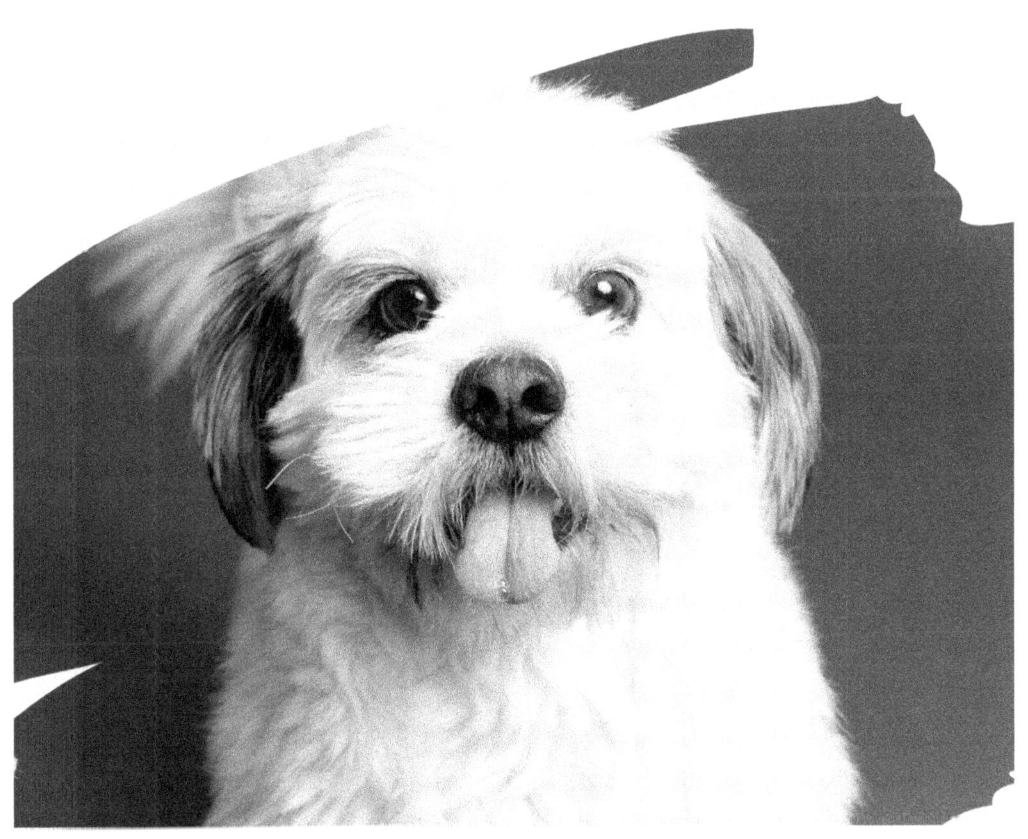

Socialização: Expondo seu Filhote a Novas Experiências

A socialização é crucial para desenvolver um cão confiante e amigável. Exponha seu filhote a diferentes ambientes, pessoas, animais e situações desde cedo. Isso ajuda a prevenir comportamentos temerosos ou agressivos no futuro.

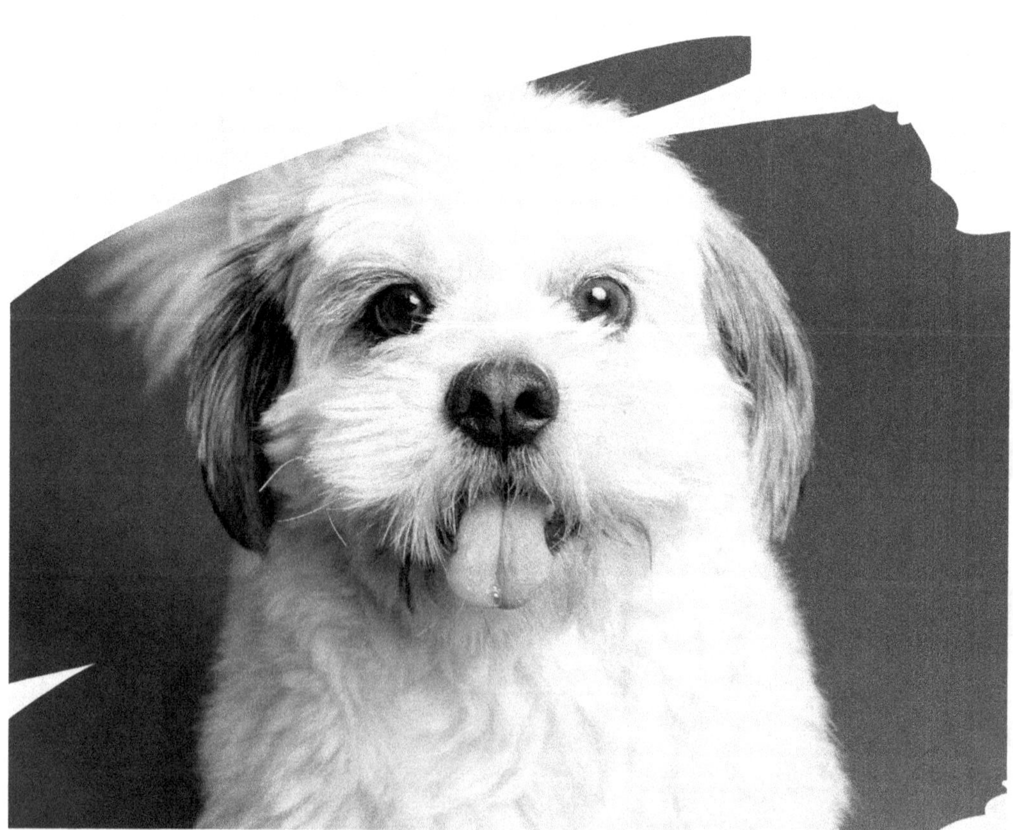

Exemplo Real: A Sociabilidade de Luna

Luna, uma filhote de Dálmata, foi apresentada a vários ambientes desde tenra idade. Passeios no parque, encontros com crianças e interações com outros cães ajudaram Luna a se tornar uma companheira social e confiante.

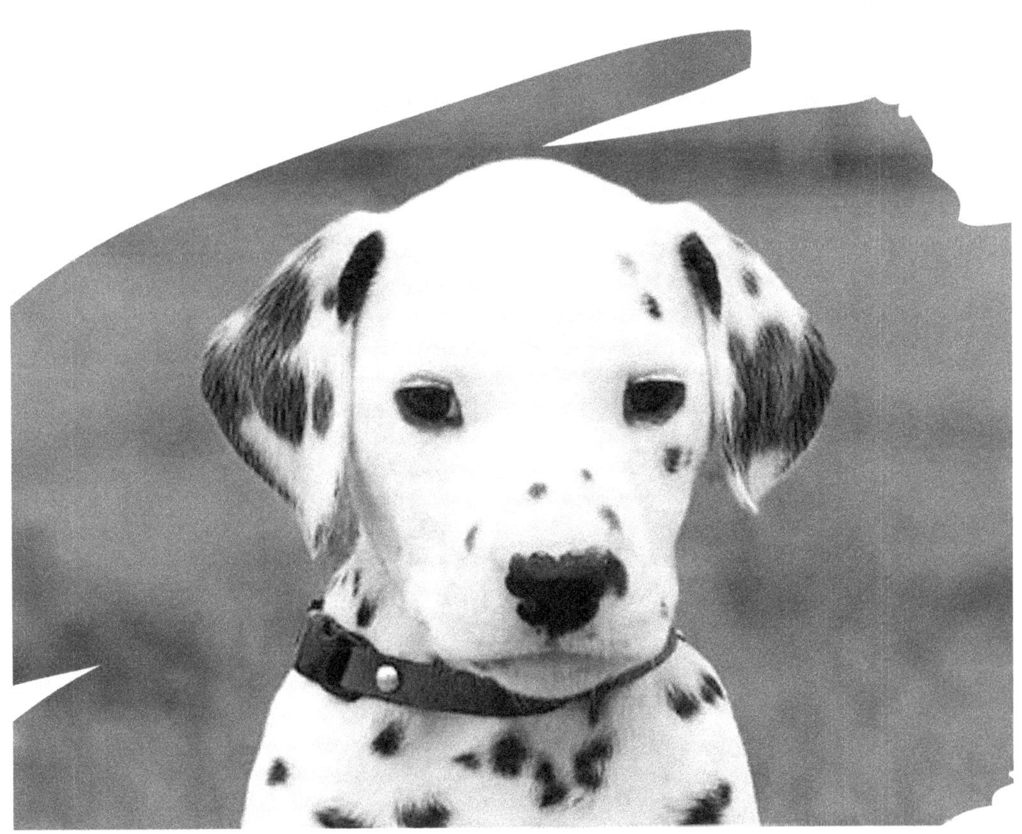

Reforço Positivo: Construindo uma Relação de Confiança

Utilize o reforço positivo para incentivar comportamentos desejados. Sempre recompense e elogie seu filhote quando ele se comportar conforme esperado. Isso cria uma associação positiva e fortalece o vínculo entre vocês.

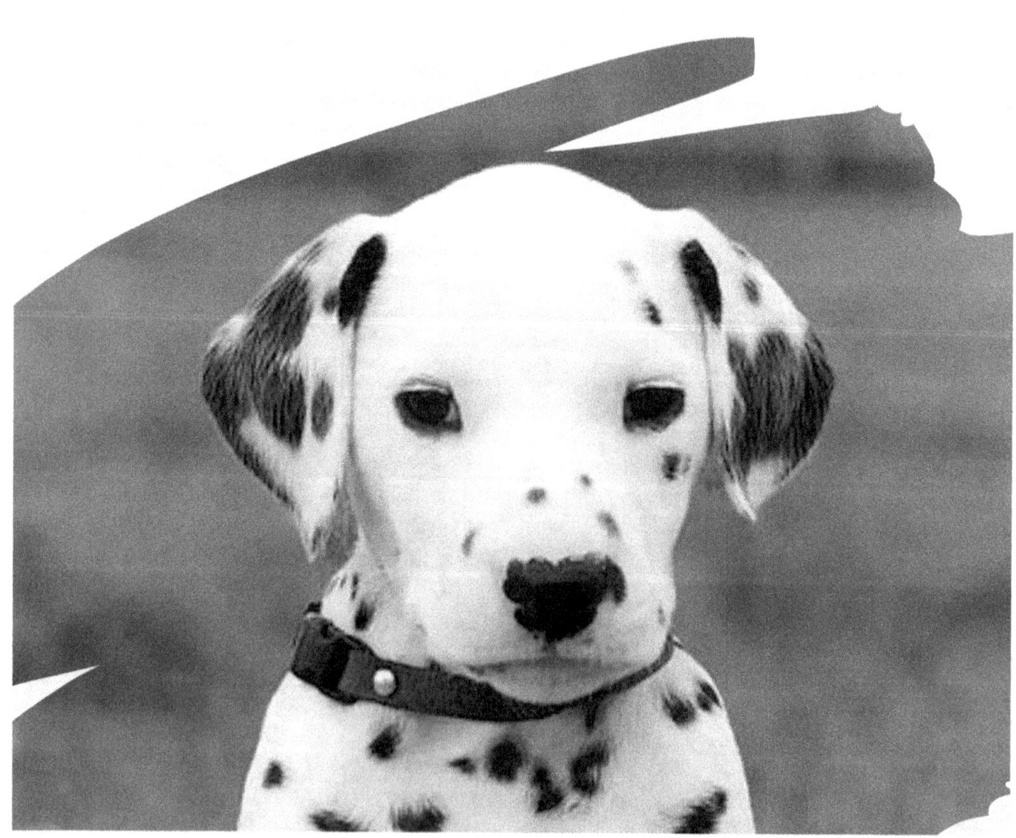

Exemplo Real: A Confiança Construída com Bella

Bella, uma filhote de Beagle, aprendeu a associar o comportamento desejado com recompensas. Quando ela seguia comandos, como sentar ou ficar, seu dono, Pedro, a recompensava com petiscos e afeto. Esse reforço positivo criou uma relação de confiança entre eles.

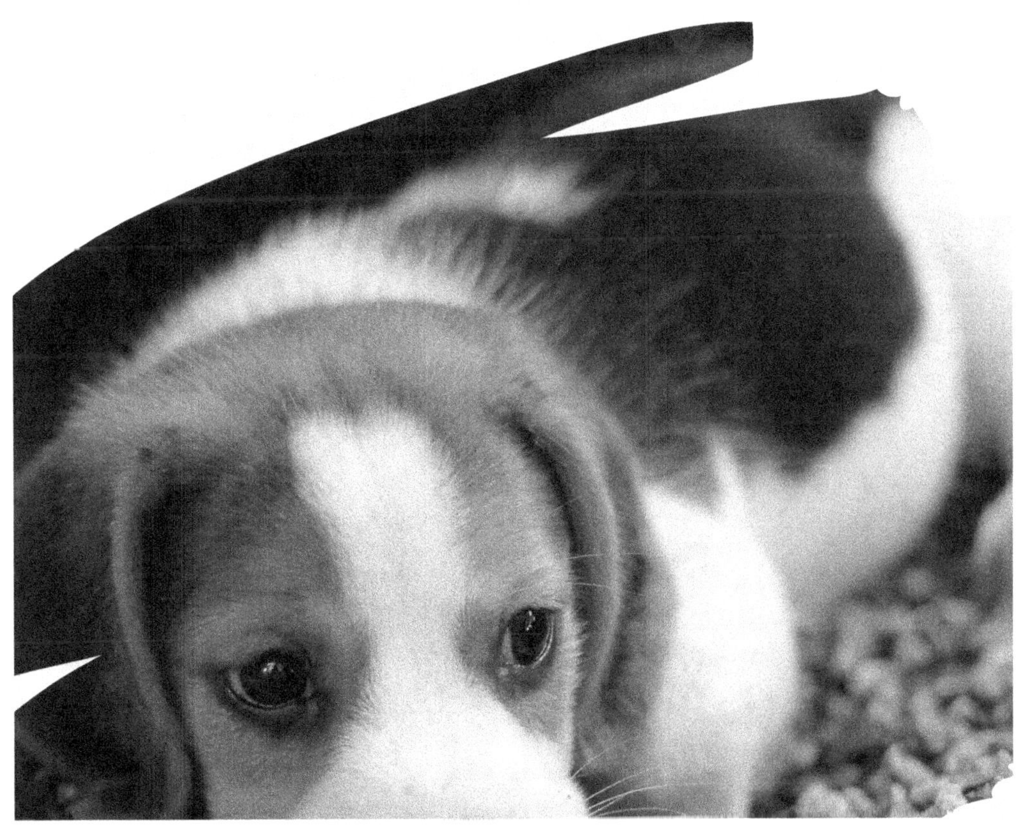

Lidando com Comportamentos Indesejados: Calma e Consistência

Comportamentos indesejados, como mordidas excessivas ou latidos em excesso, são comuns em filhotes. Ao lidar com essas situações, mantenha a calma e seja consistente. Redirecione o comportamento para algo aceitável e recompense quando ele acertar.

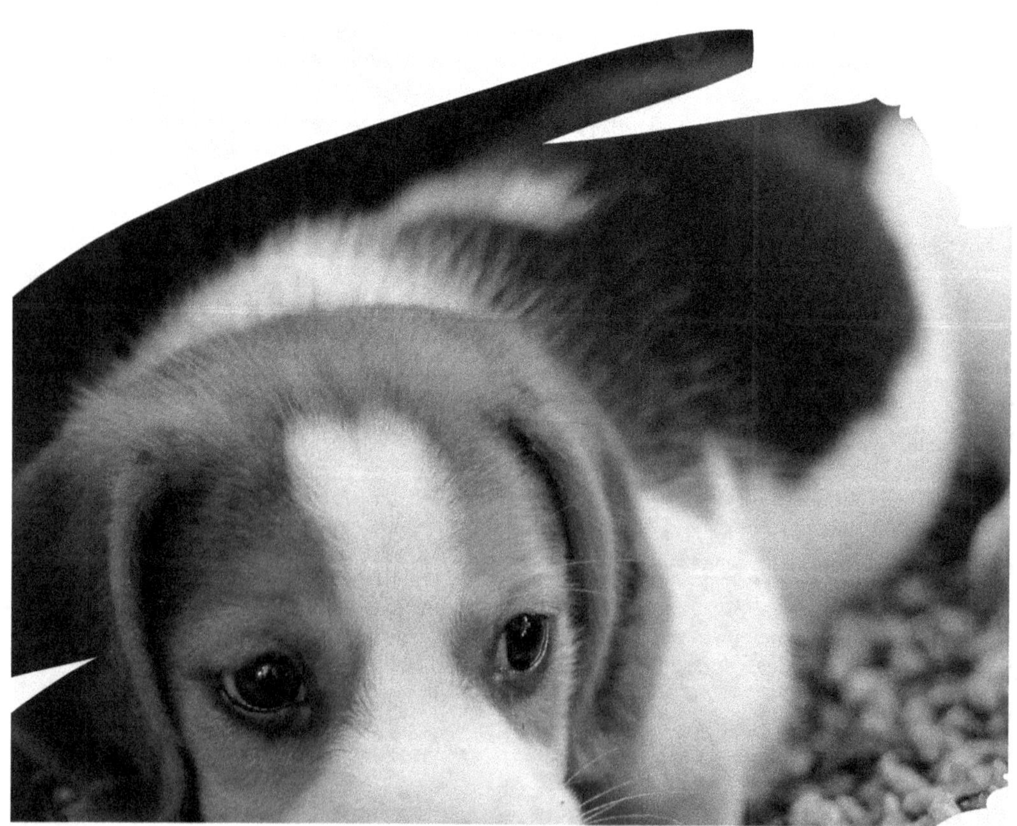

Exemplo Real: Lidando com Latidos Excessivos de Toby

Toby, um filhote de Bulldog Inglês, tendia a latir em excesso quando estava animado. Seu tutor, Marcos, adotou uma abordagem consistente, redirecionando Toby para brinquedos quando os latidos começavam. Ao longo do tempo, a persistência de Marcos ajudou Toby a controlar seu comportamento.

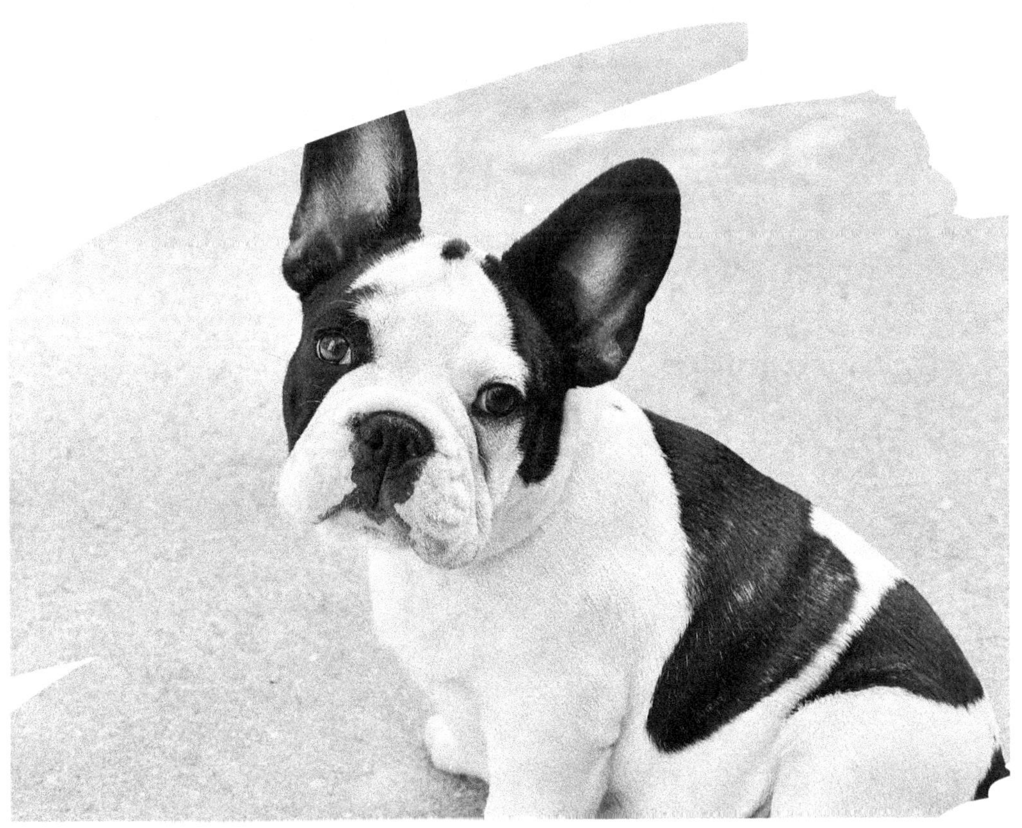

A Importância da Paciência e da Consistência

O treinamento leva tempo, e a paciência é uma virtude essencial. Seja consistente em suas expectativas e recompensas. Celebrar os pequenos sucessos ajuda a manter um ambiente positivo durante o processo de aprendizado.

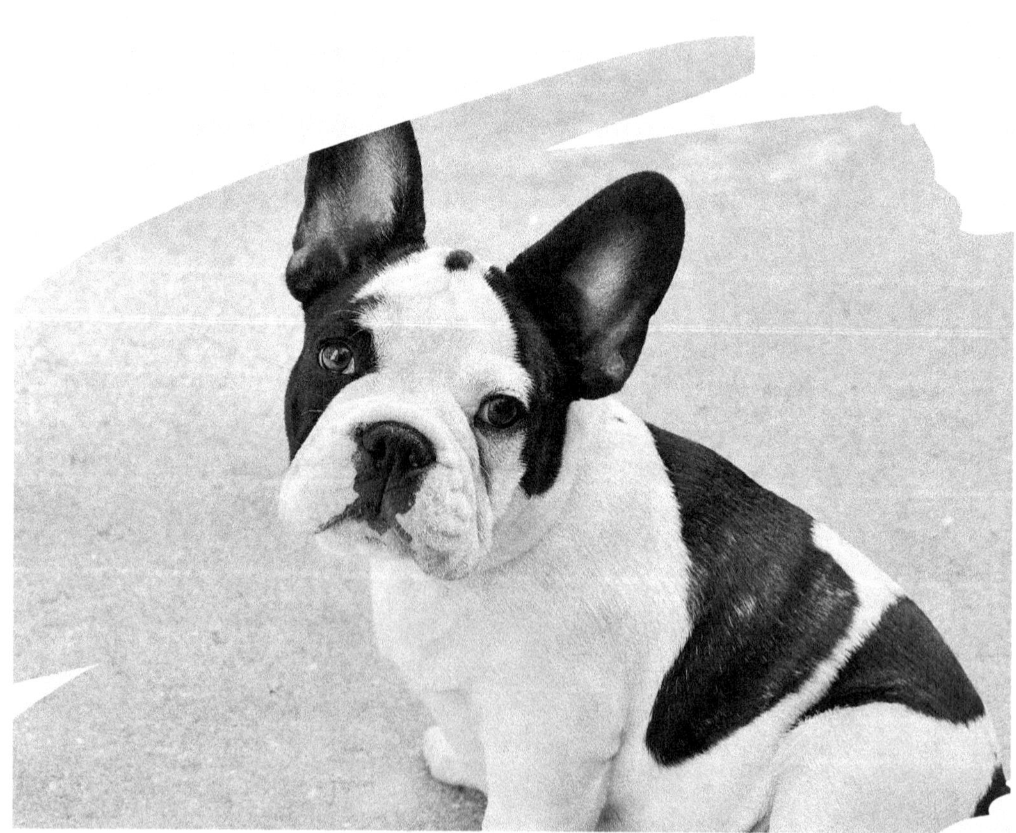

Exemplo Real: Progresso Gradual de Luna

Luna, a filhote de Dálmata, demorou um pouco para aprender a se sentar. Sua dona, Ana, manteve-se paciente e consistente nas sessões de treinamento. Ao celebrar cada pequeno avanço, Luna progrediu gradualmente até dominar o comando.

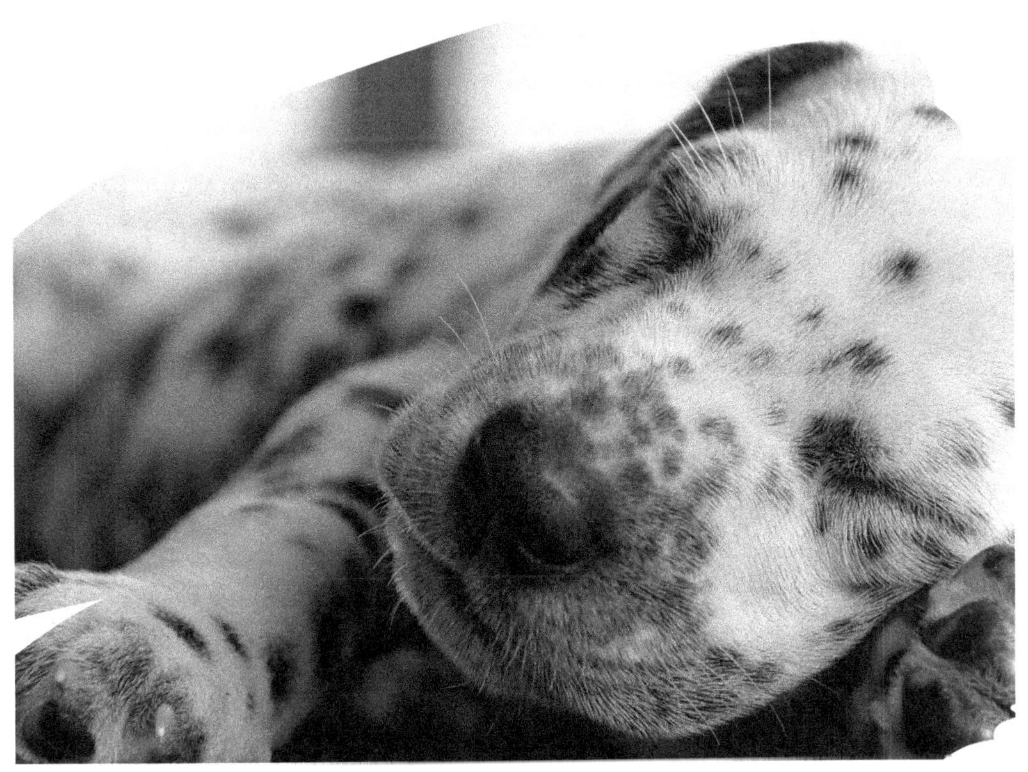

Conclusão: Construindo uma Base Sólida

O treinamento básico não apenas molda o comportamento do seu filhote, mas também estabelece a base para uma relação duradoura e saudável. Lembre-se de que cada filhote é único, e o processo de aprendizado é uma jornada contínua. Nos próximos capítulos, exploraremos os cuidados de saúde essenciais para garantir que seu cãozinho cresça forte e feliz. Prepare-se para fortalecer ainda mais os laços com seu fiel companheiro!

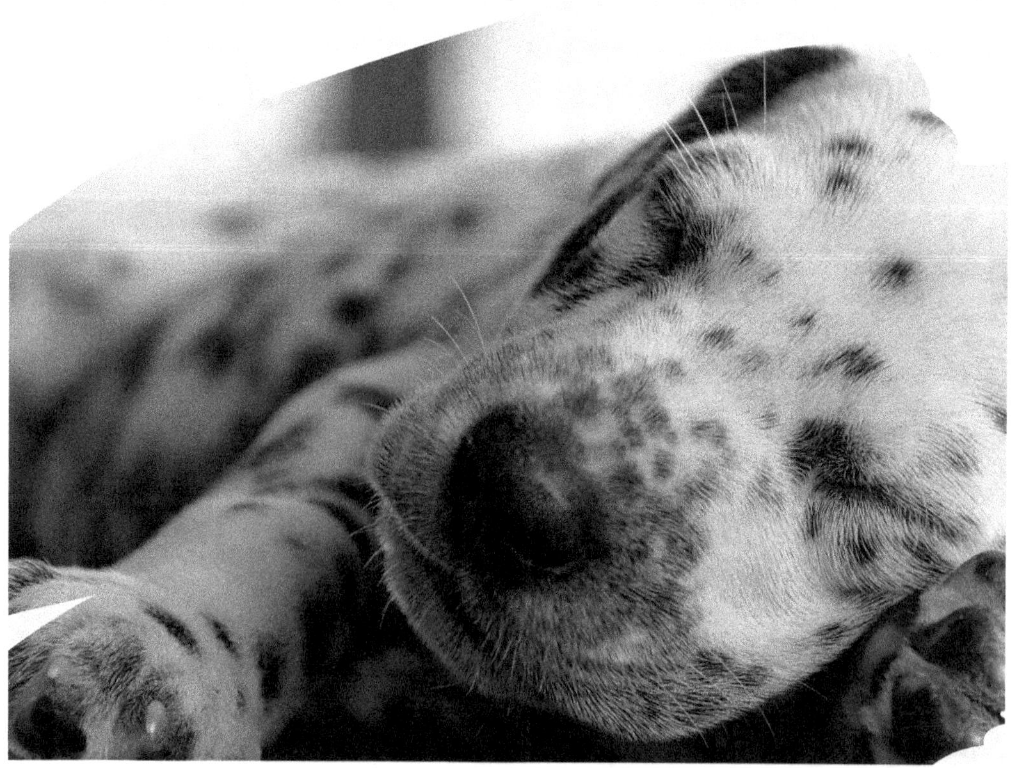

Capítulo 6: Envelhecimento e Cuidados Especiais

À medida que seu cão envelhece, suas necessidades e cuidados também evoluem. Neste capítulo, exploraremos a fase de envelhecimento canino, destacando os cuidados especiais necessários para garantir que seu companheiro desfrute de uma vida saudável e confortável.

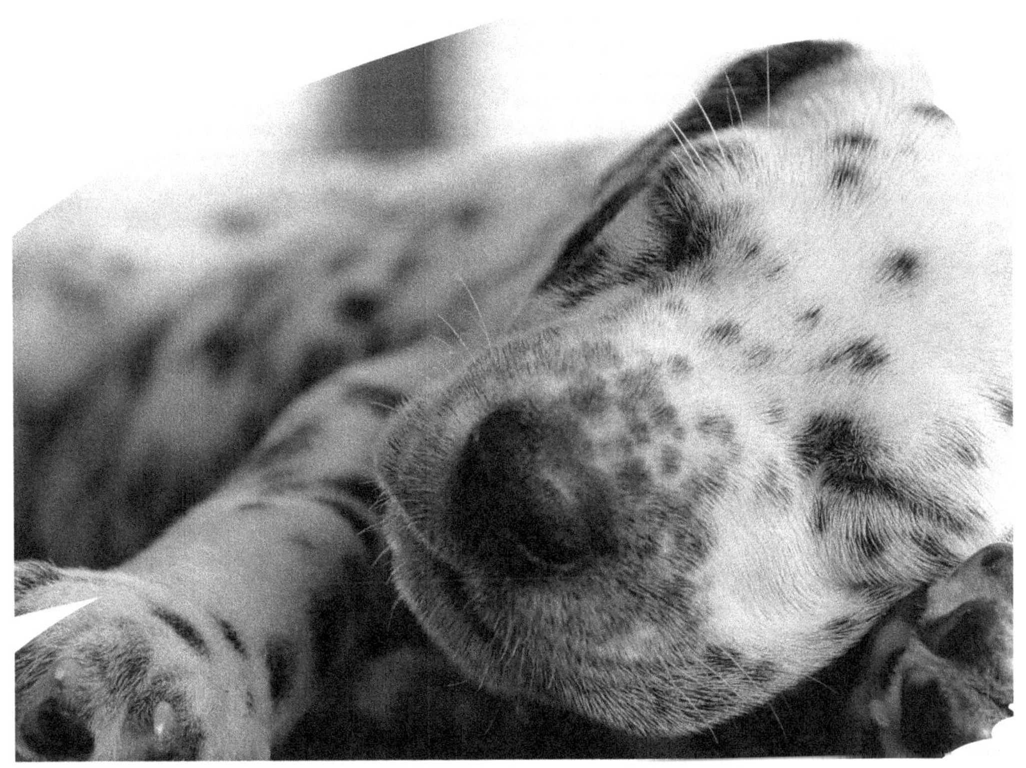

Adaptação à Mudança de Ritmo: Envelhecimento Canino

O envelhecimento é uma parte natural da vida de seu cão, e cada fase traz consigo mudanças físicas e comportamentais. Esteja atento às necessidades do seu cão à medida que ele envelhece e adapte sua rotina, dieta e cuidados de acordo.

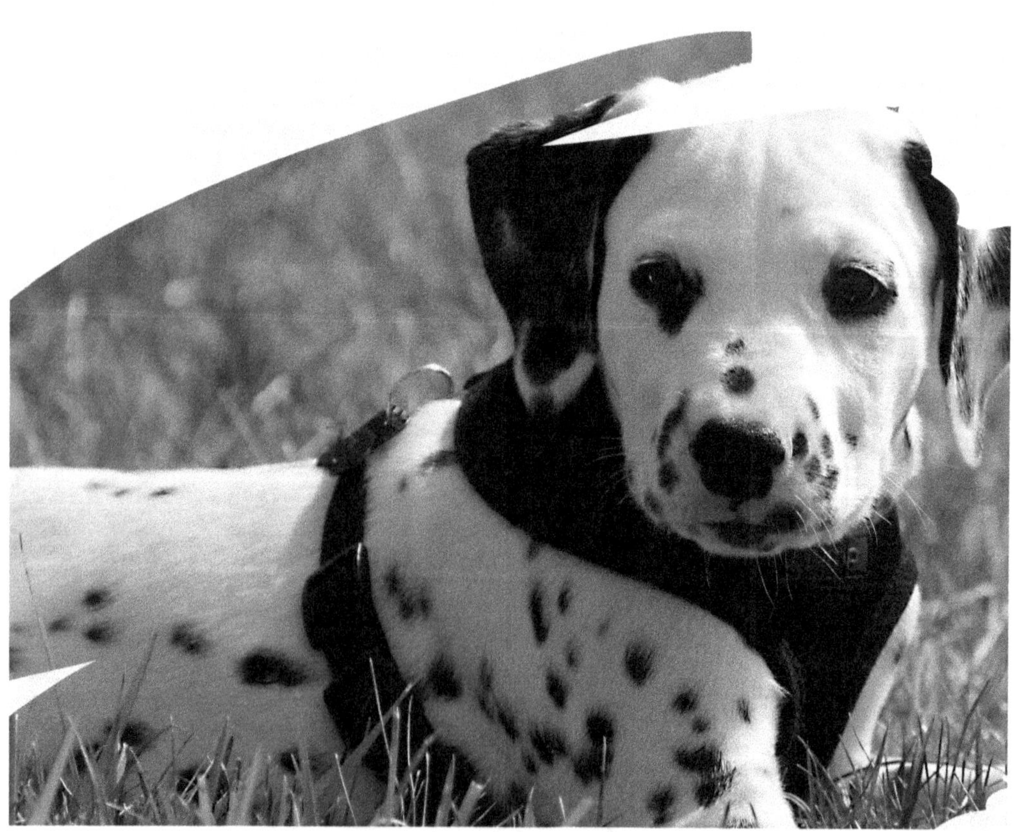

Exemplo Real: A Adaptação de Joana com Toby

À medida que Toby, um Dachshund, envelhecia, Joana notou que ele ficava menos ativo. Ela ajustou a rotina de exercícios, adicionou suplementos à dieta para apoiar suas articulações e proporcionou um ambiente mais acolhedor para acomodar as mudanças de Toby.

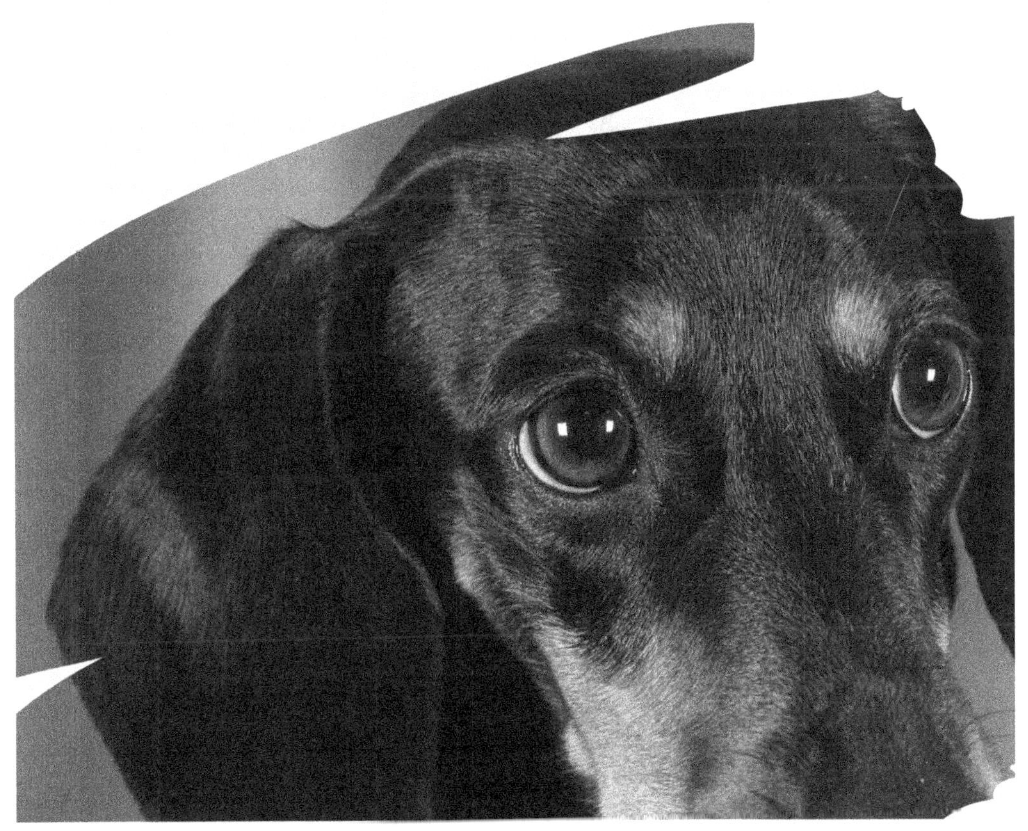

Exames de Saúde Regulares: Detecção Precoce de Problemas

Visitas regulares ao veterinário são ainda mais cruciais na fase sênior. Exames de sangue, avaliações dentárias e monitoramento da pressão arterial são ferramentas importantes para detectar precocemente problemas de saúde e garantir uma intervenção eficaz.

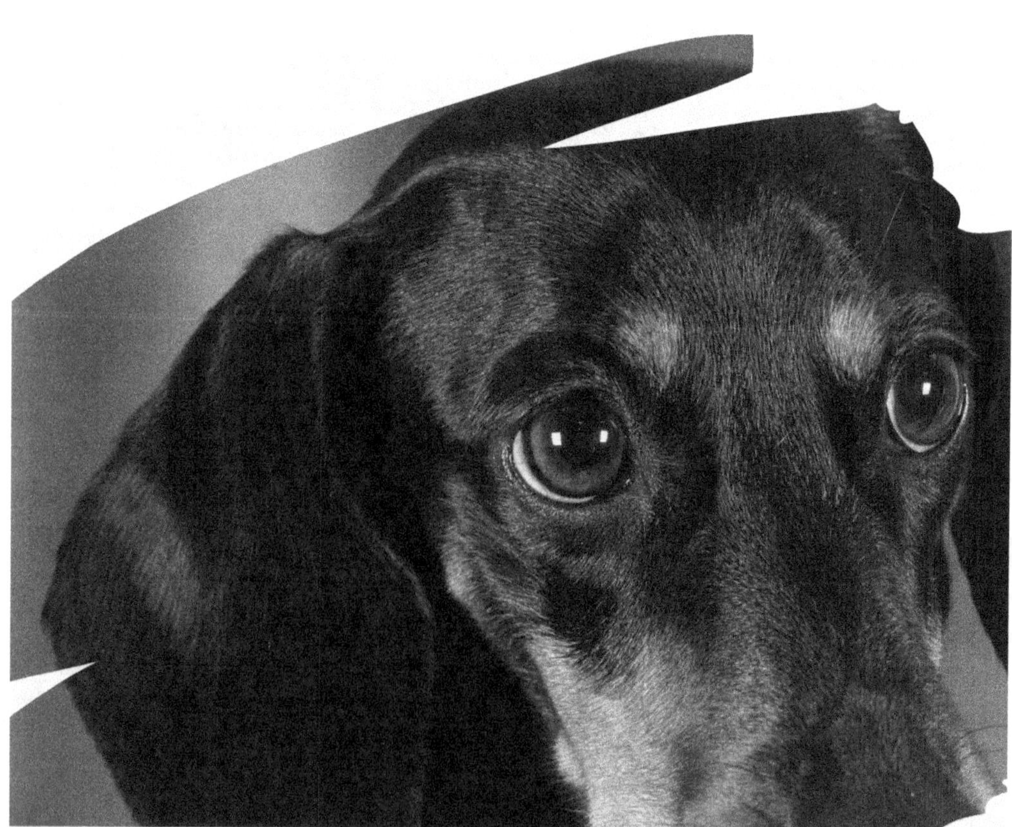

Exemplo Real: Check-ups Preventivos de Bella

Bella, uma Corgi, recebe check-ups regulares conforme envelhece. Seu veterinário monitora de perto a saúde cardíaca, o funcionamento renal e outros indicadores. Esses exames preventivos ajudam a garantir que Bella aproveite a fase sênior com o máximo de saúde possível.

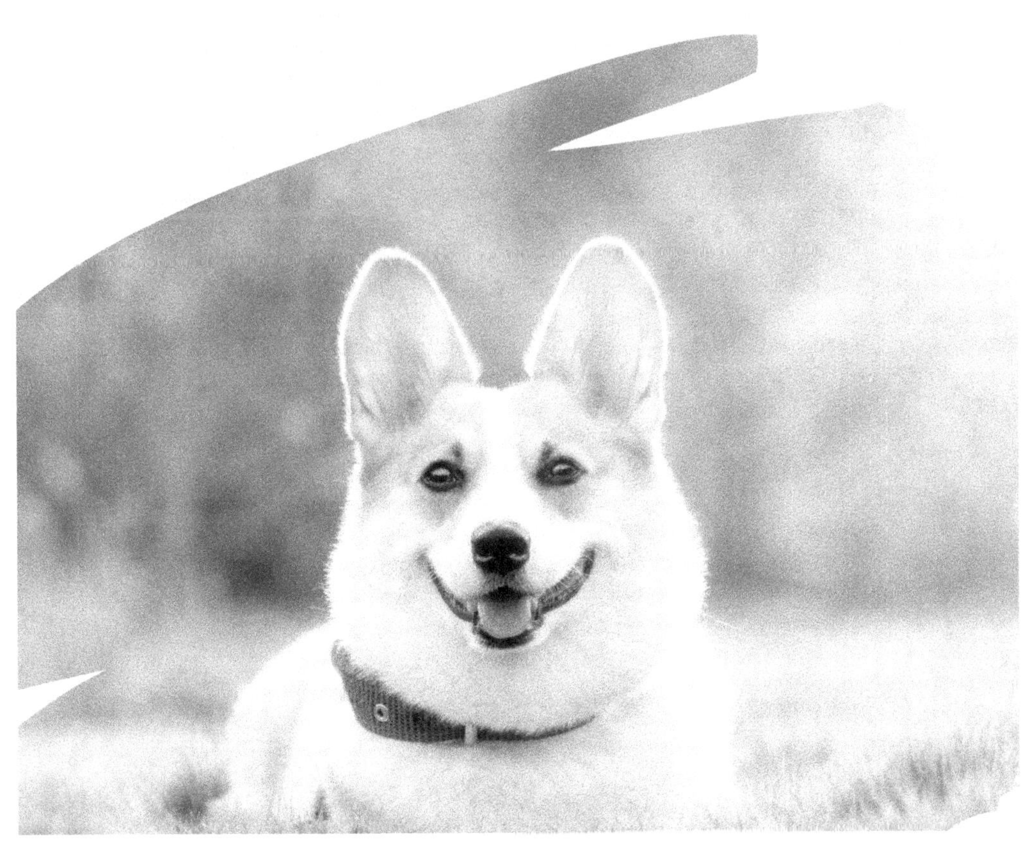

Dieta Adequada para a Terceira Idade: Nutrição Específica

A dieta desempenha um papel crucial na saúde de um cão mais velho. Opte por rações formuladas para necessidades sêniores, ricas em nutrientes essenciais para manter a saúde das articulações, a função cerebral e um peso adequado.

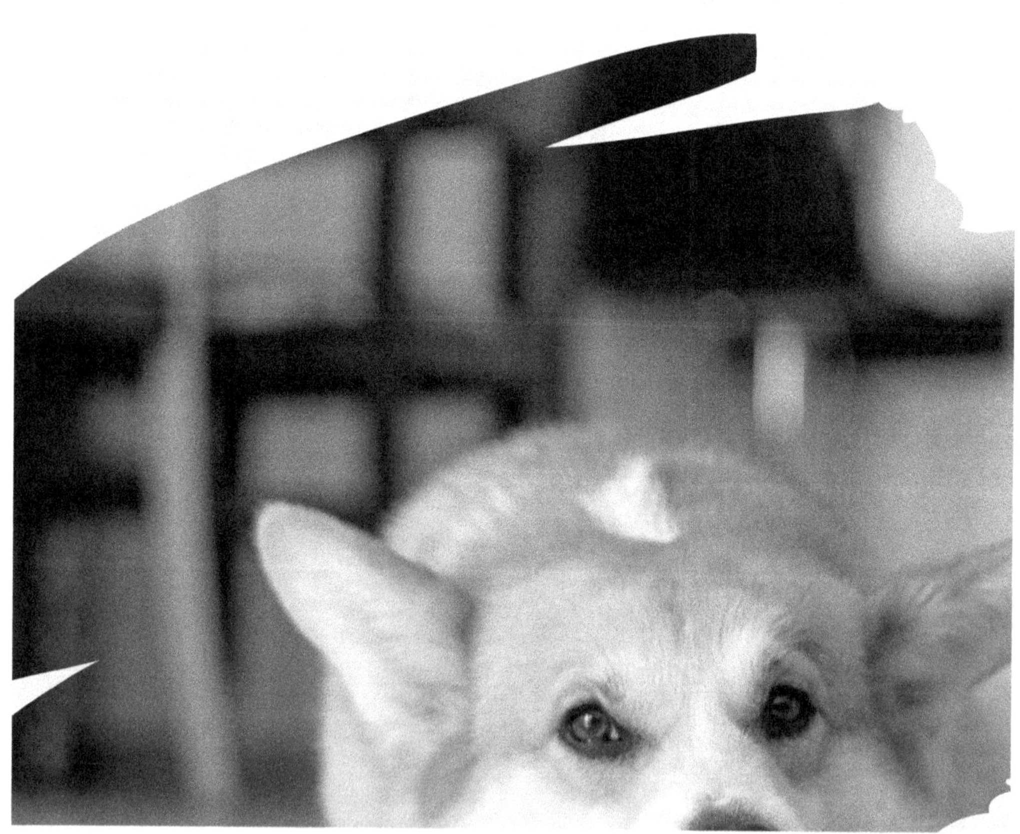

Exemplo Real: Alimentação Balanceada para Max

Max, um Shih Tzu idoso, mudou para uma ração sênior recomendada pelo veterinário. Essa transição proporcionou nutrientes específicos para suas necessidades, mantendo seu peso saudável e apoiando sua saúde geral.

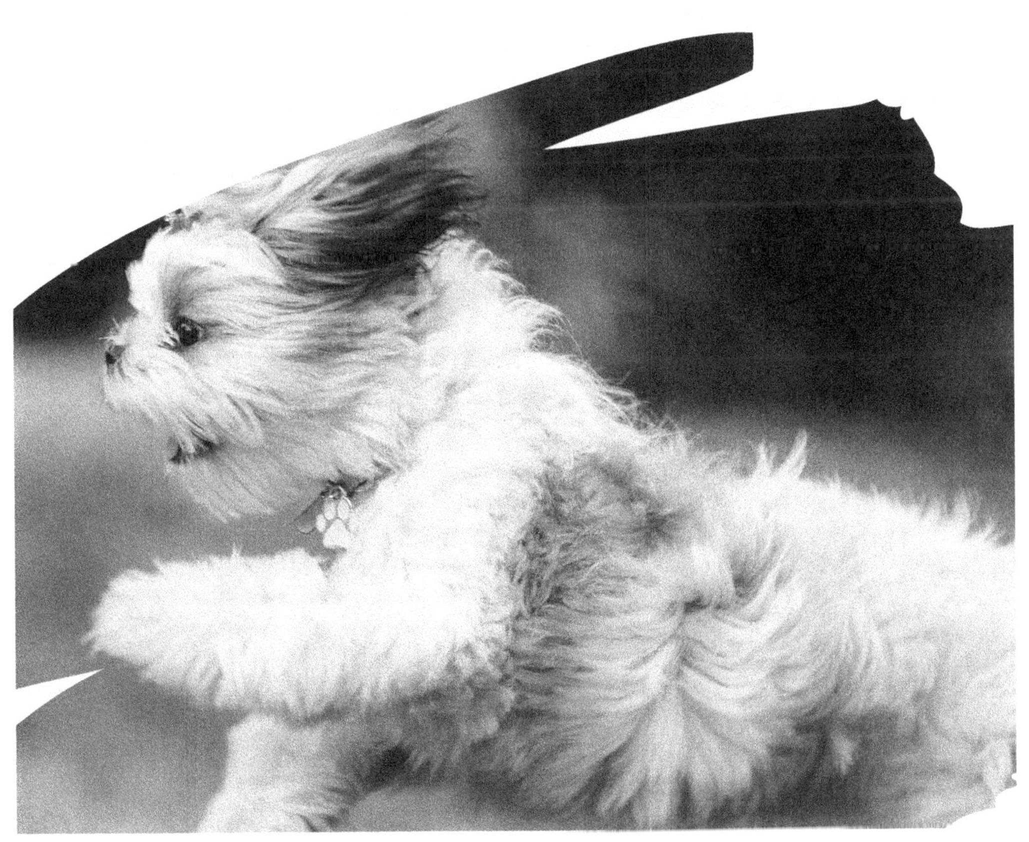

Atenção às Articulações e Mobilidade: Suplementação e Exercícios Adequados

Problemas articulares são comuns em cães mais velhos. Suplementos como condroitina e glucosamina podem ajudar a manter a saúde das articulações. Exercícios de baixo impacto, como caminhadas suaves, são benéficos para manter a mobilidade.

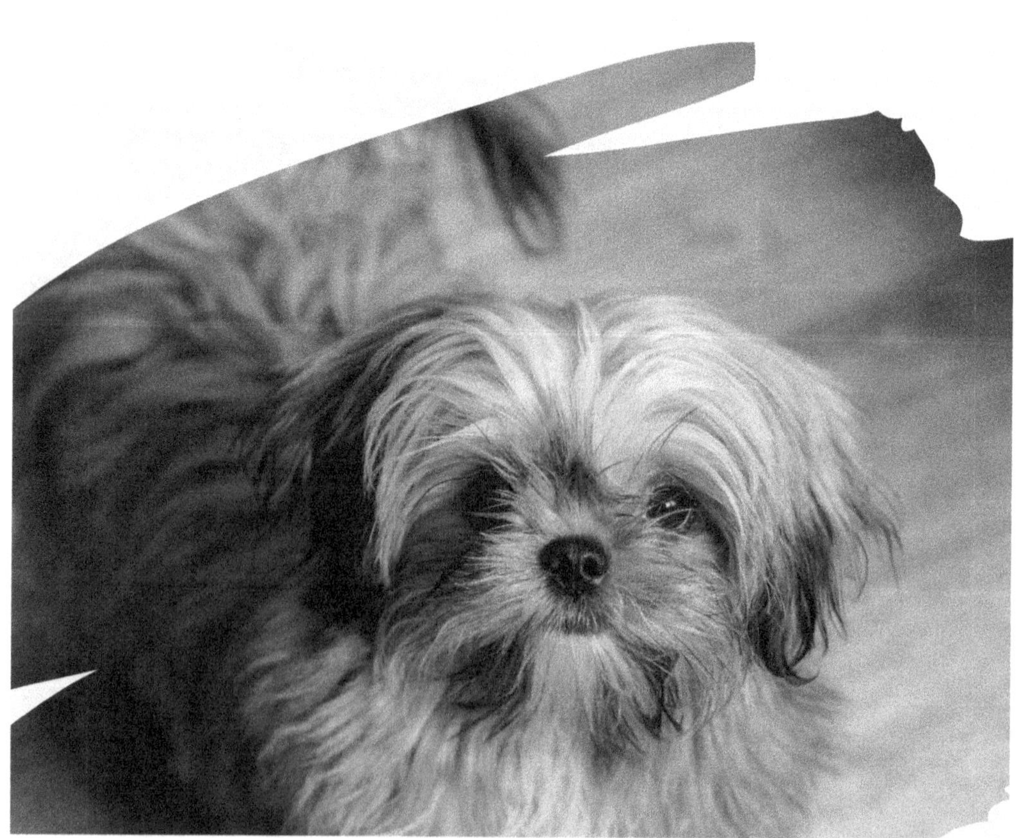

Exemplo Real: Suporte Articular para Luna

Luna, uma Dálmata idosa, começou a receber suplementos para suporte articular quando mostrou sinais de rigidez. Sua dona, Ana, adaptou seus passeios para serem mais suaves, proporcionando à Luna a chance de se exercitar sem sobrecarregar suas articulações.

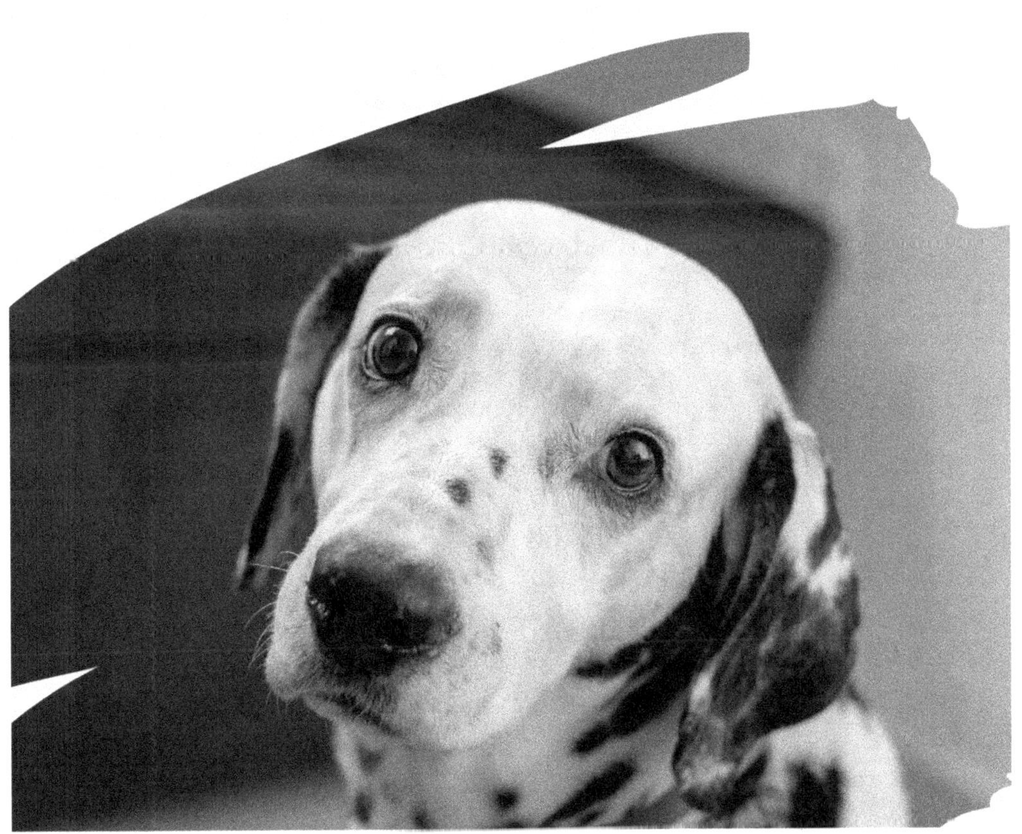

Monitoramento de Peso e Dieta: Evitando a Obesidade Sênior

A obesidade é comum em cães mais velhos e pode agravar problemas de saúde. Monitore o peso do seu cão de perto e ajuste a dieta conforme necessário. Consulte o veterinário para determinar a quantidade adequada de alimentos e escolher opções de baixas calorias.

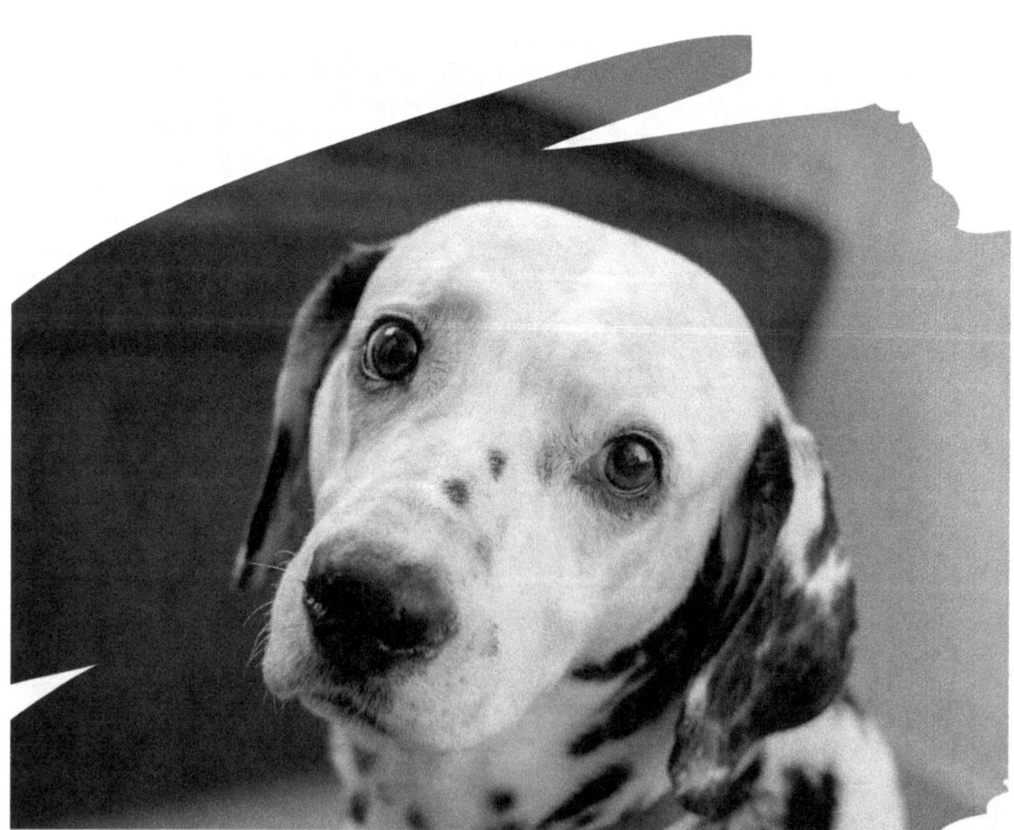

Exemplo Real: Controle de Peso para Bento

Bento, um Cocker Spaniel idoso, desenvolveu uma tendência a ganhar peso. Seu tutor, Marcos, ajustou a dieta e introduziu atividades de baixo impacto para ajudar Bento a manter um peso saudável e evitar problemas associados à obesidade.

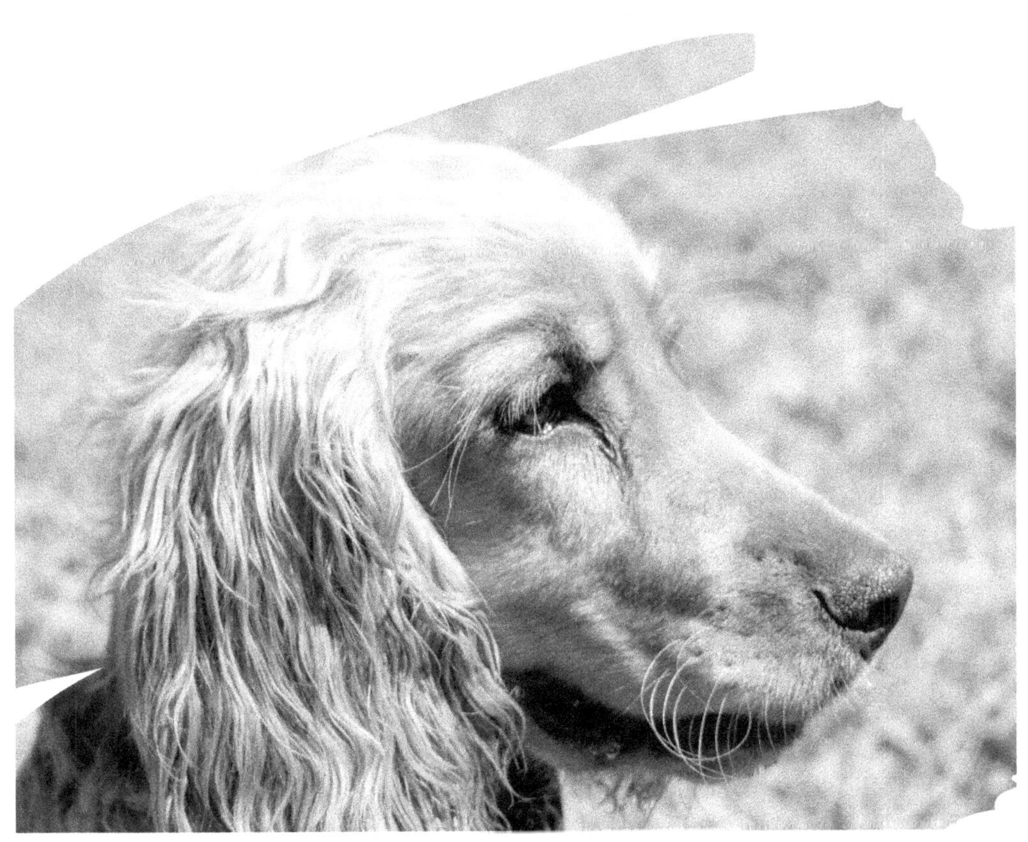

Conclusão: Abraçando a Terceira Idade com Amor e Cuidado

À medida que seu cão envelhece, seu papel como tutor é adaptar os cuidados para atender às necessidades específicas dessa fase. Com atenção, amor e cuidados personalizados, você garantirá que seu companheiro desfrute de uma terceira idade saudável e feliz. Nos próximos capítulos, exploraremos como fortalecer ainda mais a relação e enfrentar desafios comuns na jornada ao lado do seu cão idoso. Prepare-se para enriquecer ainda mais essa conexão única!

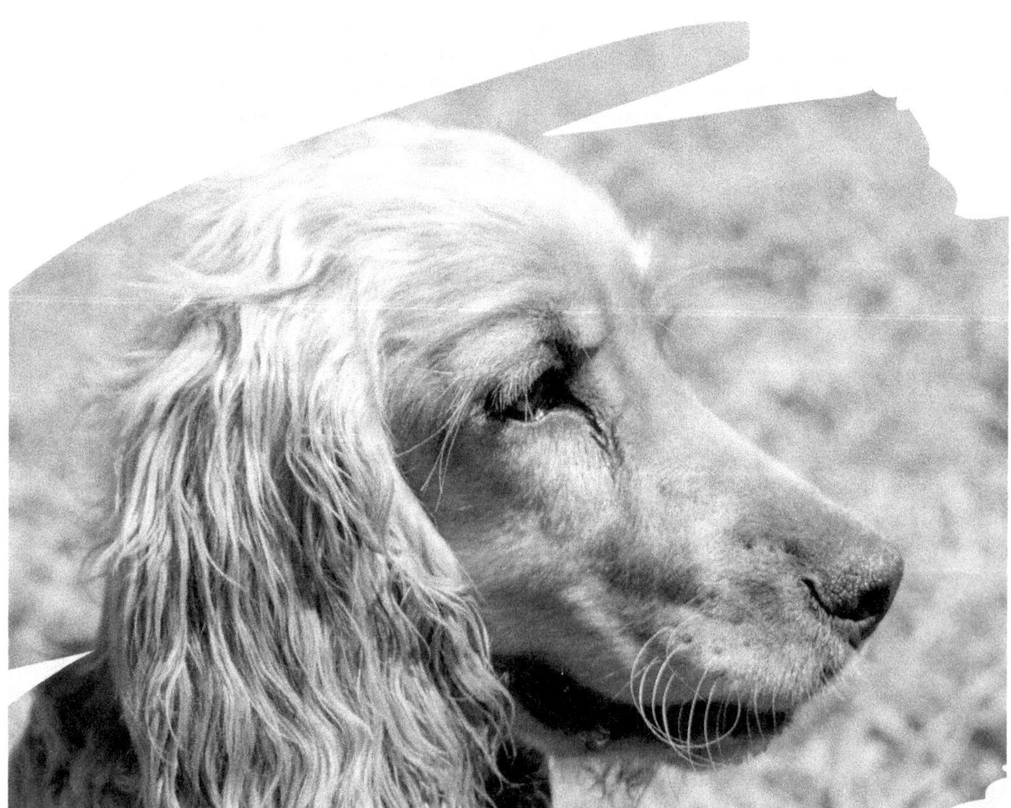

Capítulo 7: Vida Feliz com seu Cão

Chegar ao final deste guia é apenas o começo de uma jornada incrível ao lado do seu fiel amigo. Neste capítulo, vamos explorar elementos essenciais para garantir uma vida feliz e plena para você e seu cão, consolidando os aprendizados ao longo deste ebook.

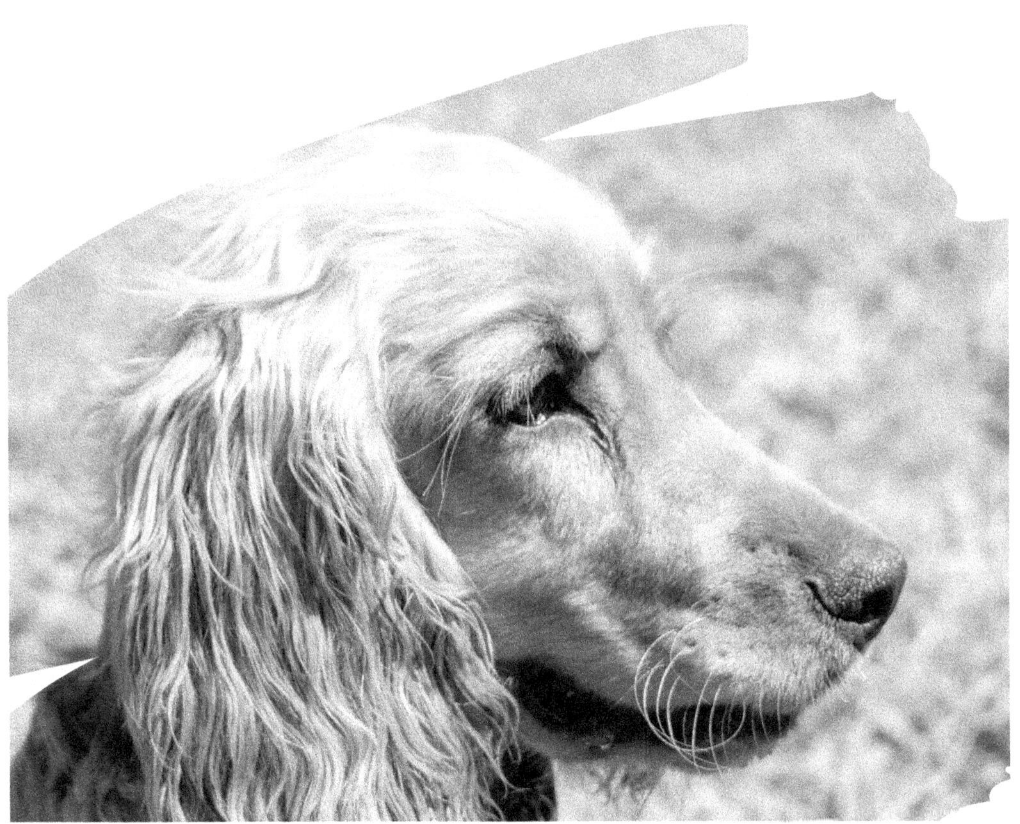

1. Compreensão Contínua: Aprenda com seu Cão

O aprendizado contínuo é uma parte fundamental da vida com seu cão. Observe e aprenda com seu companheiro, adaptando-se às suas necessidades, gostos e mudanças ao longo do tempo. Cada interação é uma oportunidade para fortalecer a compreensão mútua.

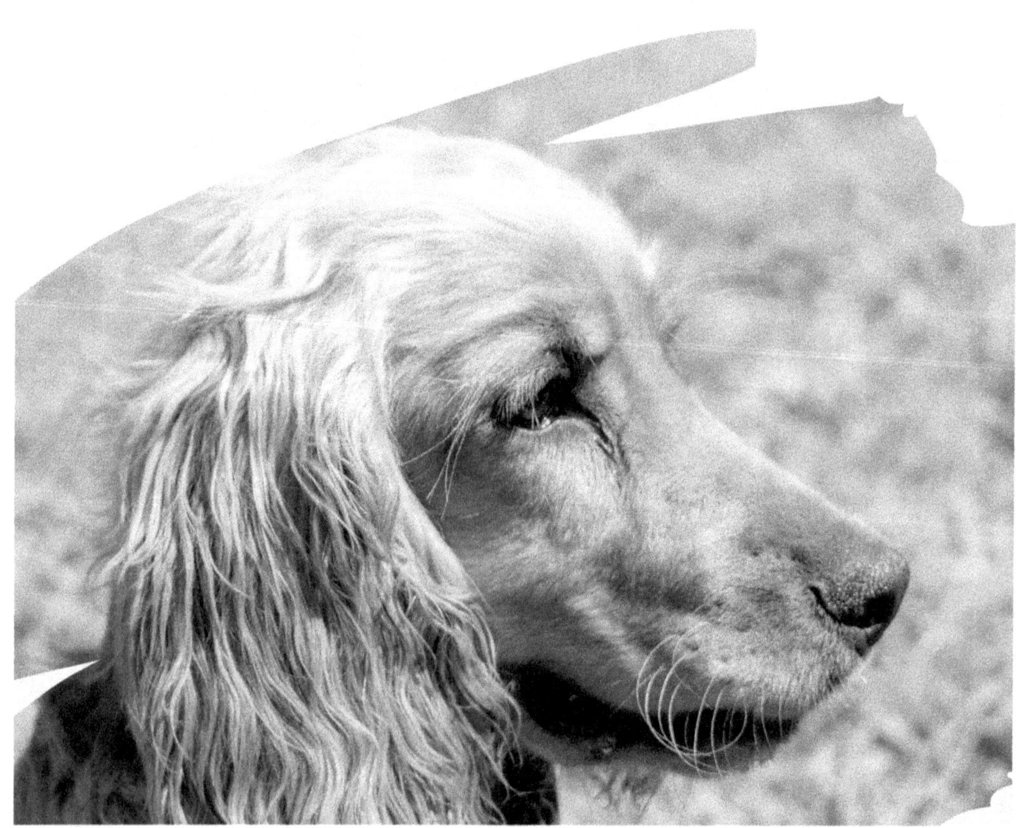

Exemplo Real: A Sabedoria de Rocky e Pedro

Rocky, um Boxer mais velho, ensinou a Pedro a importância da paciência e da leitura cuidadosa de sinais. Pedro, por sua vez, aprendeu a adaptar a rotina de Rocky para garantir conforto na terceira idade. Essa troca constante de aprendizado fortaleceu o vínculo entre eles.

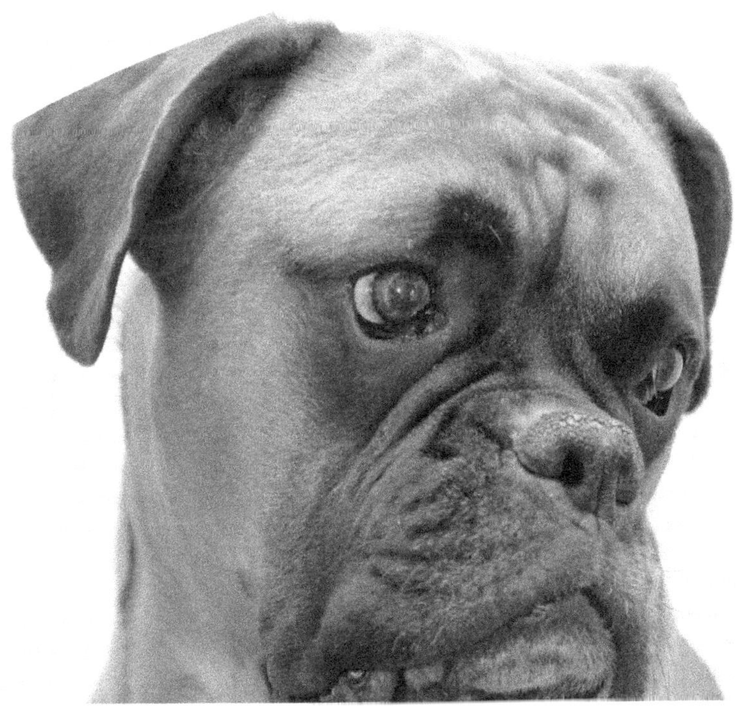

2. Momentos de Qualidade: Aproveite a Companhia

A vida é feita de momentos, e os melhores são aqueles compartilhados com seu cão. Reserve momentos diários para brincar, acariciar, ou simplesmente relaxar juntos. Essa conexão é vital para construir e manter um relacionamento saudável.

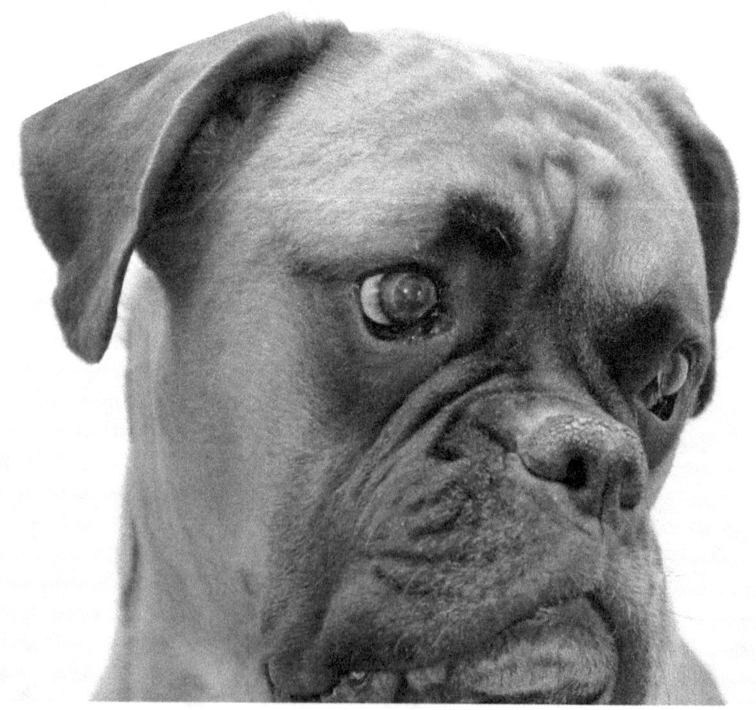

Exemplo Real: A Rotina de Carinho de Joana e Toby

Joana e Toby, o Dachshund, estabeleceram uma rotina diária de carinho. Mesmo nos dias mais agitados, Joana dedica alguns minutos para brincar e interagir com Toby. Esses momentos fortalecem os laços afetivos e proporcionam a ambos uma sensação de felicidade.

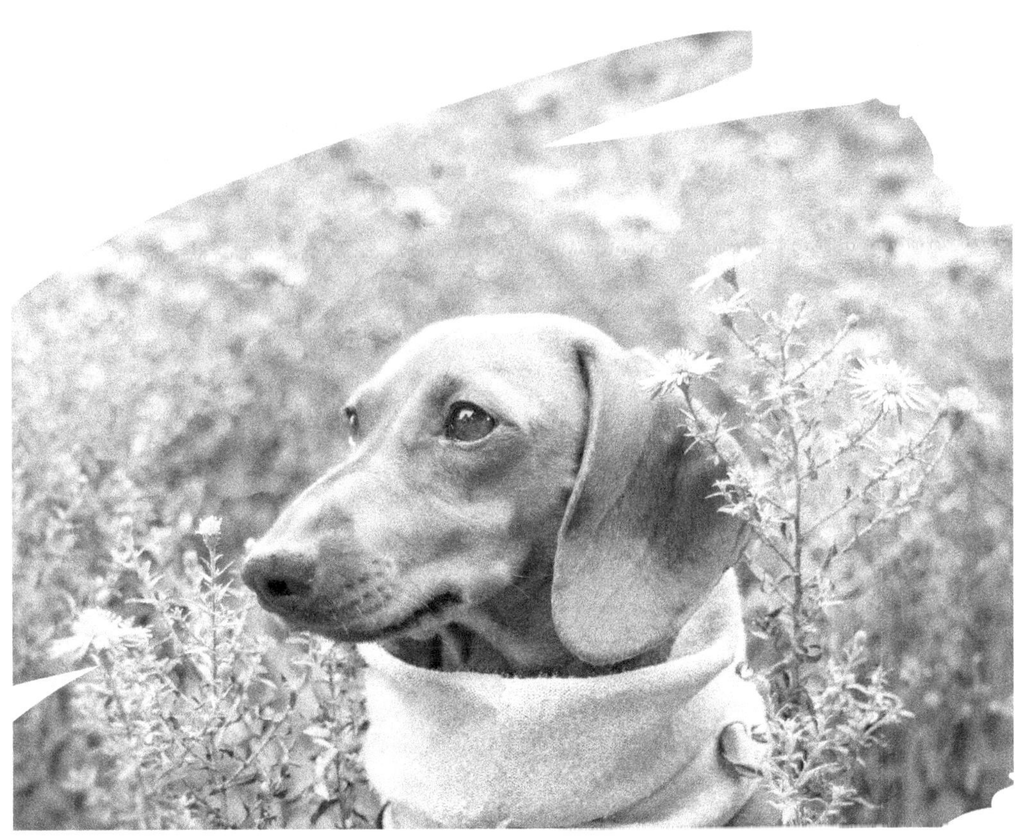

Conclusão: Uma Jornada Sem Fim de Amor e Aventura

A vida com seu cão é uma jornada repleta de amor, aprendizado e aventuras. Ao aplicar os conhecimentos deste guia e nutrir a relação com cuidado, respeito e alegria, você está construindo uma parceria duradoura e gratificante. Que cada dia seja repleto de momentos especiais, risadas compartilhadas e uma conexão que apenas cresce com o tempo. Aproveite cada momento da incrível jornada ao lado do seu cão!

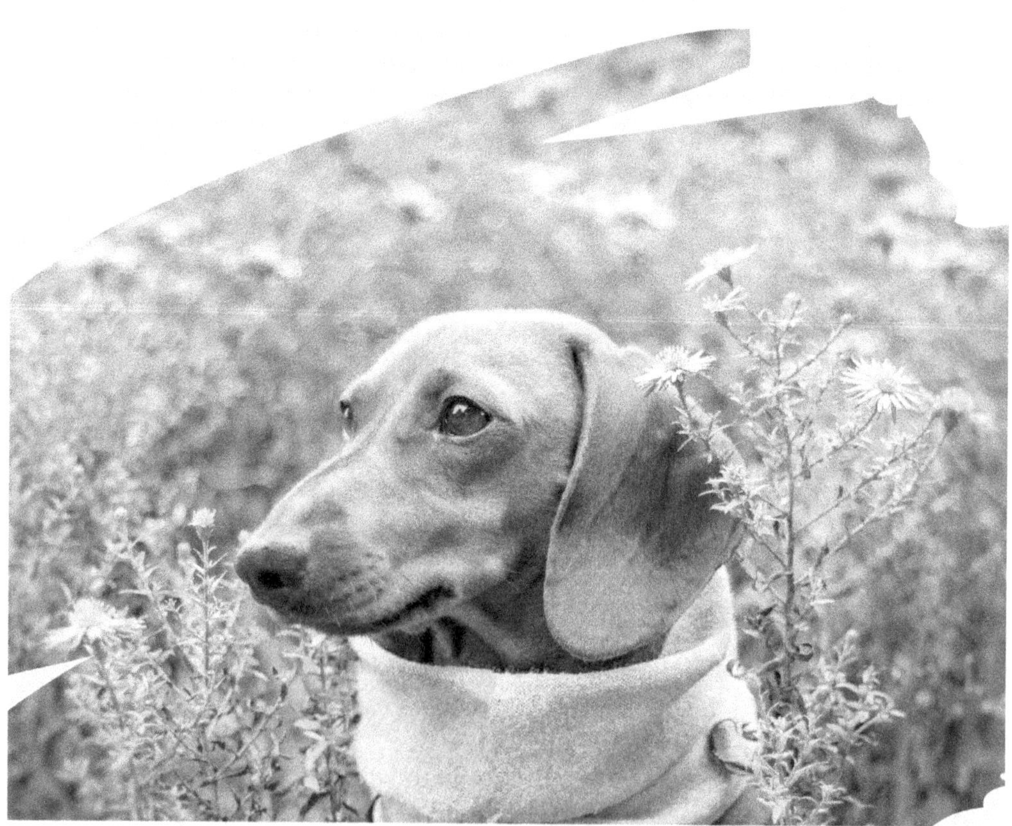

Conclusão: Uma Jornada Canina Inesquecível

Chegamos ao final desta jornada canina, repleta de dicas e insights para uma vida feliz ao lado do seu companheiro peludo. Agradeço sinceramente por dedicar seu tempo a explorar este e-book. Espero que cada capítulo tenha sido uma fonte valiosa de informações práticas e inspiração.

Lembre-se, a conexão especial com seu cão é uma jornada contínua. Ao aplicar os princípios compartilhados aqui, você está no caminho certo para construir uma relação duradoura e recompensadora. Cada passo, desde a escolha da raça até os cuidados na terceira idade, contribui para a felicidade compartilhada.

Para aprofundar ainda mais seus conhecimentos, considere buscar orientação adicional. Seja através de livros especializados, consultas com profissionais de adestramento ou participação em grupos de apaixonados por pets, há sempre mais a aprender e descobrir sobre o mundo canino.

Agora, convido você a compartilhar este e-book com amigos, familiares e colegas que compartilham o amor por cães. Ao disseminar essas informações valiosas, contribuímos para o bem-estar de mais cães e enriquecemos as vidas de seus tutores.

Bem-vindo ao emocionante universo da criação de cães, onde cada rabo abanando, latido alegre e expressão curiosa fazem parte de uma jornada única e recompensadora. Eu sou Robert, e estou empolgado em compartilhar com você este guia dedicado à arte de criar cães, intitulado "Cães Felizes, Lares Ainda Mais Felizes: Um Guia Completo para a Criação Consciente".